Pour mes proches
Mais surtout, pour toi, ma fille

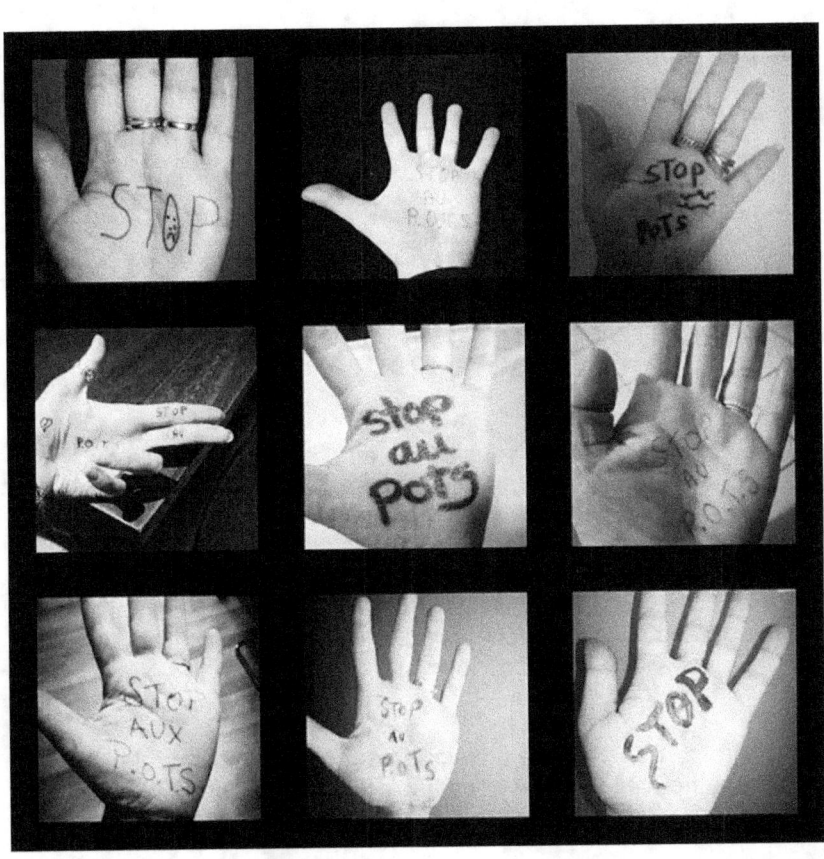

PREFACE

Ce livre n'a pas pour but d'être un livre médical mais de faire comprendre aux lecteurs le quotidien de la vie des Potsien(ne)s.

Les Potsien(ne)s sont des personnes atteintes d'un syndrome rare mais handicapant : le POTS... Autrement dit "Le Syndrome de Tachychardie Postural Orthostatique"

Vous allez comprende, au fil du livre, que ce syndrome est bénin mais très handicapant.

Bénin, dans le sens où ce n'est pas une maladie mais un syndrome. Il n'y a pas de danger vital à avoir ce syndrome.

Handicapant, dans le sens où ce syndrome chamboule notre quotidien du jour au lendemain et que nous sommes limités dans nos gestes de la vie de tous les jours.

Ce syndrome, peut aussi mener à des troubles psychologiques, par le fait que nous sommes souvent seul face à ce syndrome encore méconnu de la médecine française.

Le syndrome nous touche physiquement mais aussi moralement car c'est une nouvelle vie qui nous est imposée du jour au lendemain.

Rien ne vaut les mots pour expliquer mieux que quiconque ce que l'on ressent.

A travers ce livre, vous allez vous rendre compte que nous ne sommes pas tous égaux face à ce syndrome.

J'espère que ce livre vous permettra de mieux comprendre le syndrome mais aussi les personnes qui en sont atteintes.

Que vous soyez atteints ou non de ce syndrome, que vous soyez un proche d'une personne atteinte de ce syndrome, que vous êtes un spécialiste médical ou qu vous soyez simplement une personne qui est désireuse de mieux comprendre ce syndrome, j'espère que ce livre vous apportera les réponses aux questions que vous vous posez.

J'espère, grâce à ce livre, faire comprendre que ce syndrome n'est pas du genre à écouter le fameux "quand on veut, on peut"

Le livre est en deux parties.

Une partie pour expliquer de manière simple le syndrome et une partie écrite par Naïma pour faire comprendre aux professionnels de santé ce qu'est le syndrome du POTS.

Bonne lecture

"J'ai le coeur qui bat vite"

"Je palpite"

"Mon coeur bat à 100 à l'heure"

"Mon coeur bat la chamade"

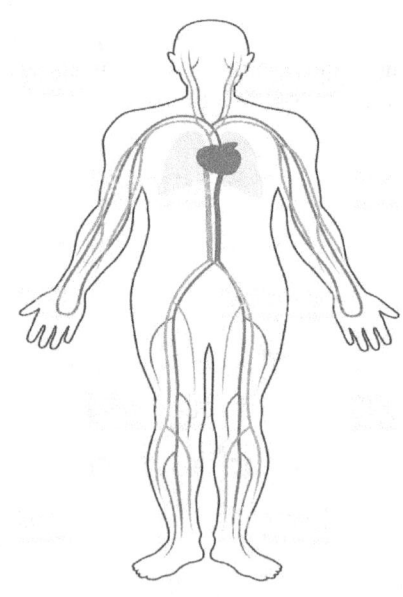

Tellement d'expressions qui peuvent paraître innocentes dans la bouche des gens mais qui sont pour nous notre quotidien...

Je vais vous raconter le quotidien de potsien(ne)s... Ce terme fait à un peu martien mais c'est parfois ce que l'on me fait ressentir...

Des extraterrestres du monde médical !

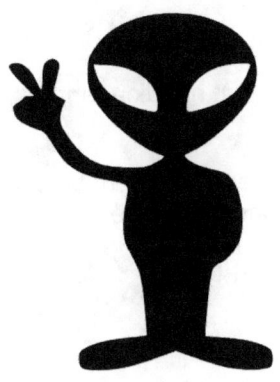

Comment un syndrome peut être autant méconnu
de la médecine française ?

Je vais tenter de vous expliquer le fonctionnement de ce syndrome avec des mots simples car je pense que c'est la meilleure manière de vous expliquer ce mal qui peut ronger des millions de personnes à travers le monde.

Un mal bénin mais tellement handicapant.

C'est à se demander si c'est justement ce côté non dangereux qui fait que nous n'intéressons pas la médecine, bref...

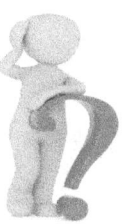

Histoire du POTS

Le terme POTS a été utilisé pour la première fois en 1993 par un groupe de chercheurs de la clinique Mayo mené par le neurologue Dr. Philip Low. Cependant le POTS n'est pas une nouvelle maladie, elle a été connue sous d'autres noms par le passé comme le syndrome DaCosta, le cœur de soldat, le syndrome du prolapsus de la valve mitrale, l'asthénie neurocirculatoire, l'intolérance orthostatique chronique, la tachycardie orthostatique ou le syndrome de tachycardie posturale. Dans le passé, il a souvent été cru à tort qu'il était causé par l'anxiété. Cependant, les chercheurs actuels ont déterminé que ce n'était pas le cas. Il est causé par un dysfonctionnement du système nerveux autonome du patient. Heureusement, depuis ces 20 dernières années, les chercheurs comprennent mieux les déséquilibres du système nerveux autonome.

Les chercheurs qui s'intéressent au POTS l'ont classifié de différentes façons, notamment primaire ou secondaire, high flow ou low flow, ou par les symptômes principaux comme POTS hypovolémique, POTS dysautonomique partiel (associé à une neuropathie autonome partielle et parfois appelé POTS neuropathique) et POTS hyperadrénergique (ou hyper POTS, associé à des niveaux élevés de norépinephrine). D'un point de vue pratique, la plupart des patients ne correspondent pas vraiment à une seule de ces classifications. Avoir un POTS neuropathique ne signifie pas qu'on ne peut pas être hypovolémique et/ou présenter des niveaux élevés de norépinephrine. Les caractéristiques se chevauchent.

Le syndrome de tachycardie orthostatique posturale (POTS) est une forme de dysautonomie. Le POTS est une sous-catégorie d'intolérance orthostatique associée à la présence d'une tachycardie excessive en posture verticale.

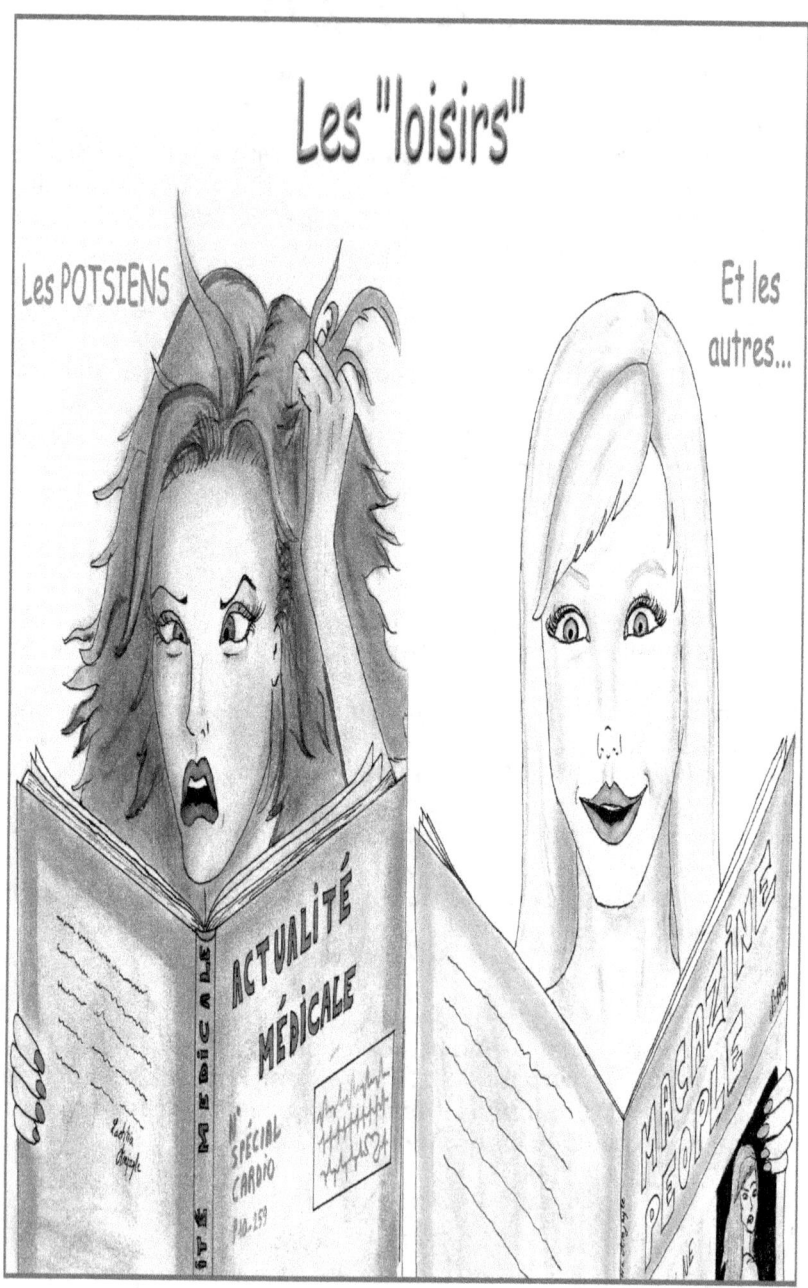

Comment est diagnostiqué le POTS ?

Le critère diagnostic actuel est une augmentation du rythme cardiaque de 30 battements par minute (bpm) ou plus OU un rythme cardiaque supérieur à 120 bpm survenant durant les 10 premières minutes d'une station debout. Chez les enfants et adolescents, ce critère a été revu pour une augmentation de 40 bpm ou plus. Le POTS est souvent diagnostiqué par un test de table basculante mais si de tels moyens d'examens ne sont pas disponibles, il peut être diagnostiqué par des mesures du rythme cardiaque et de la pression sanguine en position couchée puis en position debout à intervalles de 2, 5 et 10 minutes.

Quels sont les symptômes ?

Bien que le critère diagnostic se concentre sur l'augmentation du rythme cardiaque en station debout, le POTS provoque généralement des symptômes bien plus complexes que ça. Il est assez commun chez les patients POTS d'avoir une chute de tension remarquable en se levant, mais certains n'en ont pas ou ont même une augmentation de la pression sanguine en se levant. Les patients POTS souffrent souvent d'hypovolémie (volume sanguin réduit) et de hauts niveaux de norépinephrine dans le sang en station debout, ce qui démontre une augmentation de l'activité du système nerveux sympathique. Environ 50% des patients POTS souffrent à un certain degré d'une neuropathie autonome. Les patients POTS peuvent aussi se plaindre de fatigue, de maux de tête, de tête qui tourne, de palpitations cardiaques, d'intolérance à l'exercice, de nausée, de problèmes de concentration, de tremblements, d'évanouissements, de mains ou pieds froids, de douleurs dans la poitrine, d'essoufflement, de problèmes gastro-intestinaux et de beaucoup d'autres symptômes.

Certains patients ont des symptômes relativement modérés et peuvent continuer une vie professionnelle, sociale, scolaire et récréative normale. D'autres ont des symptômes si sévères que des activités de la vie quotidienne comme se doucher, les tâches ménagères, manger, être assis droit ou marcher peuvent être limitées de manière significative. Environ 25% des patients POTS sont handicapés au point de ne pas pouvoir travailler. Les médecins experts en traitement du POTS ont comparé le handicap qu'il peut provoquer à celui qu'on retrouve chez les patients souffrant de BPCO ou d'insuffisance cardiaque congestive. Ils remarquent que bien que les symptômes soient réels et puissent sérieusement limiter la capacité du patient à fonctionner normalement, les patients POTS sont souvent mal diagnostiqués comme ayant une anxiété sévère ou des attaques de panique. La recherche moderne a montré que les patients POTS présentent un taux similaire voire inférieur d'anxiété ou d'attaques de panique que la population générale.

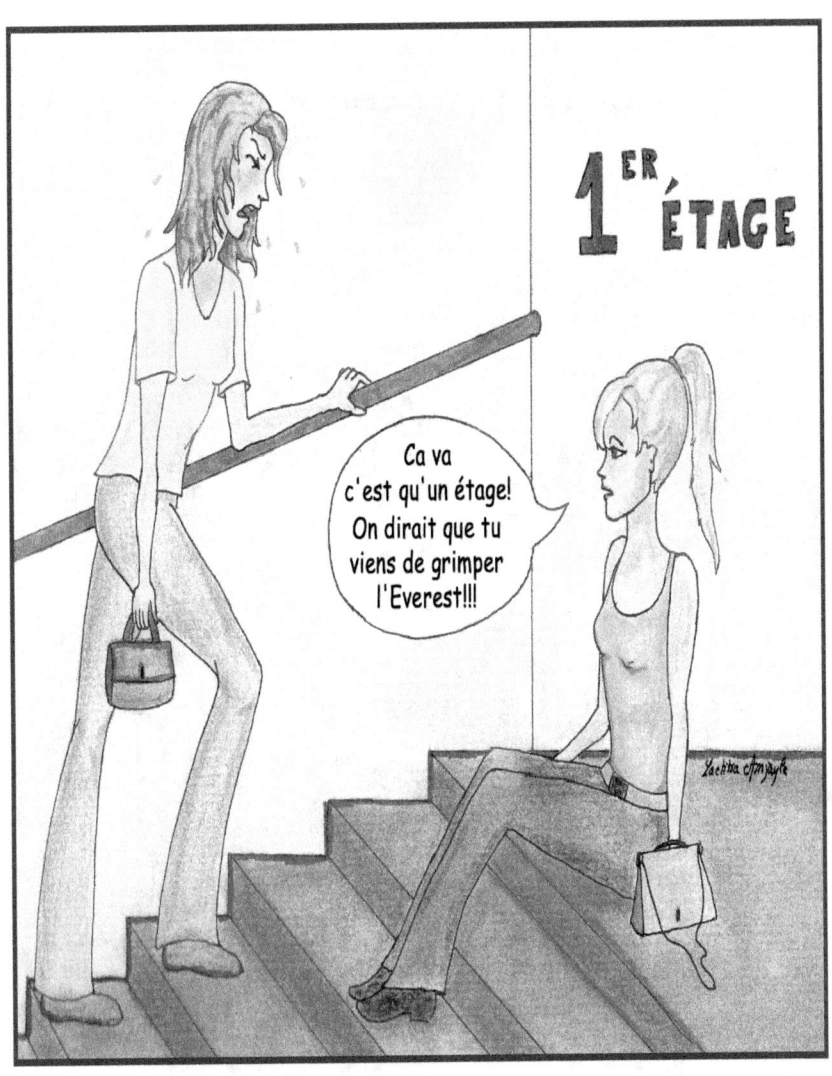

13

Qui développe un POTS ?

Le POTS peut survenir chez les gens de n'importe quel âge et de n'importe quel genre mais il est rencontré le plus souvent chez les femmes en âge d'avoir un enfant (15 à 50 ans). Les hommes peuvent aussi le développer, mais 75 à 80% des patients sont des femmes. Les chercheurs estiment que 500'000 à 1'000'000 d'américains ont le POTS.

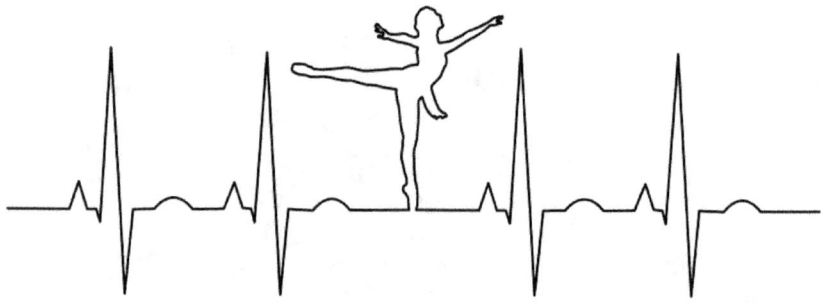

Qu'est-ce qui cause le POTS ?

Le POTS est un groupe de troubles hétérogènes ayant une manifestation clinique similaire. Le POTS n'est pas une maladie, c'est un ensemble de symptômes souvent observés ensembles. C'est pourquoi on l'appelle "syndrome". Puisqu'il ne s'agit pas d'une maladie, il est cohérent de dire que le POTS est causé par autre chose. Cependant, il est difficile de trouver de quoi il s'agit chez chaque patient, et dans de nombreux cas, les médecins ne parviennent pas à déterminer précisément la cause sous-jacente. Quand les docteurs n'arrivent pas à mettre le doigt dessus, il est possible qu'il soit appelé POTS primaire ou idiopathique, ce qui signifie simplement "d'origine inconnue". Le POTS causé par un problème sous-jacent sera appelé POTS secondaire.

Bien que les chercheurs travaillent encore pour identifier la racine commune des causes et des pathologies du POTS, il y a plusieurs maladies et troubles connus comme pouvant causer ou être associés au POTS ou à des symptômes similaires chez certains patients. Voici une liste partielle :

- Amyloïdose
- Maladies auto-immunitaires comme la neuropathie autonome autoimmune (aussi appelée [autoimmune autonomic ganglionopathy]), le syndrome de Sjörgen, la sarcoïdose ou le lupus
- Malformation de Chiari
- Déconditionnement physique
- [Delta storage pool deficiency]
- Diabètes et pré-diabètes
- Syndrome d'Ehlers Danlos
- Problèmes et anomalies génétiques
- Infections comme la mononucléose, le virus Epstein Barr, la maladie de Lyme, la pneumonie extra-pulmonaire à mycoplasma ou l'hépatite C
- Sclérose multiple
- Maladies mitochondriales

- Mastocytose
- Syndrome paranéoplasique
- Toxicité due à l'alcoolisme, la chimiothérapie ou l'empoisonnement aux métaux lourds
- Traumatismes, grossesses ou chirurgies
- Vaccins
- Carences en vitamine, anémies

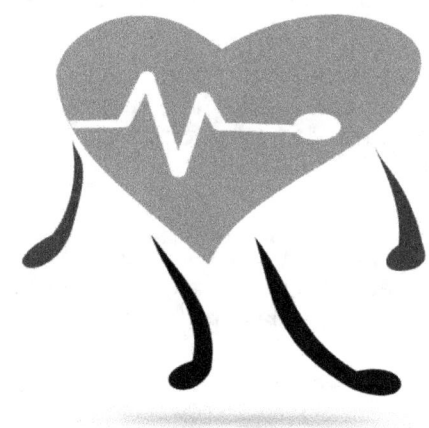

Traitement

Chaque patient est différent, c'est pourquoi consulter un médecin qui a de l'expérience en matière de dysautonomies est important. Les traitements les plus communs incluent l'augmentation de la consommation de fluides à 2-3L/jour; l'augmentation de la consommation de sel de 3'000mg à 10'000mg/jour (mais pas en cas de POTS hyperadrénergique); le port de bas de contention; lever la tête du lit (pour conserver le volume sanguin); les exercices horizontaux comme le rameur, le vélo horizontal ou la natation; une alimentation saine; l'évitement des substances et des situations pouvant empirer les symptômes orthostatique et enfin, l'utilisation de médicaments pour améliorer les symptômes. De nombreux médicaments sont utilisés pour traiter le POTS comme la fludrocortisone, les bêtas bloquants, la clonidine, la pyridostigmine, les benzodiazépines, les inhibiteurs sélectifs de la recapture de la sérotonine (SSRI), les inhibiteurs de la recapture de la sérotonine et de la noradrénaline (SRNI), l'érythropoïétine et l'octréotide. Si une cause sous-jacente du POTS a pu être identifiée, il est important de la traiter également.

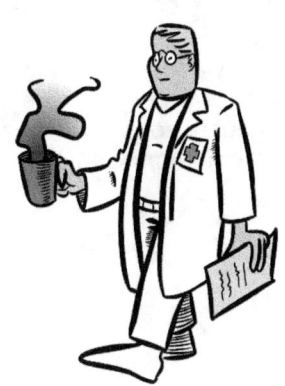

Pronostique

Actuellement, il n'y a pas de remède pour le POTS. Les études sur le long terme de suivi de patients POTS sont rares et inconsistantes. On estime qu'environ 50% des patients ayant un POTS dû à une maladie virale seront complètement ou presque guéris dans une période de 2 à 5 ans. Une analyse rétrospective sur 10 ans des patients POTS en pédiatrie de la clinique Mayo a montré que seulement 20% des patients se remettait complétement et que 60% avaient toujours le syndrome mais avaient vu une amélioration des symptômes. Les chercheurs ont remarqué que l'état de certains patients ne s'améliore pas et peut même empirer avec le temps. Avec une combinaison de régime alimentaire, d'exercices, d'adaptations du style de vie et de médicaments, la plupart des patients constate une amélioration de leurs symptômes et de leur qualité de vie. Si une cause sous-jacente peut être identifiée et qu'elle est traitable, les symptômes du POTS peuvent s'améliorer voire disparaître.

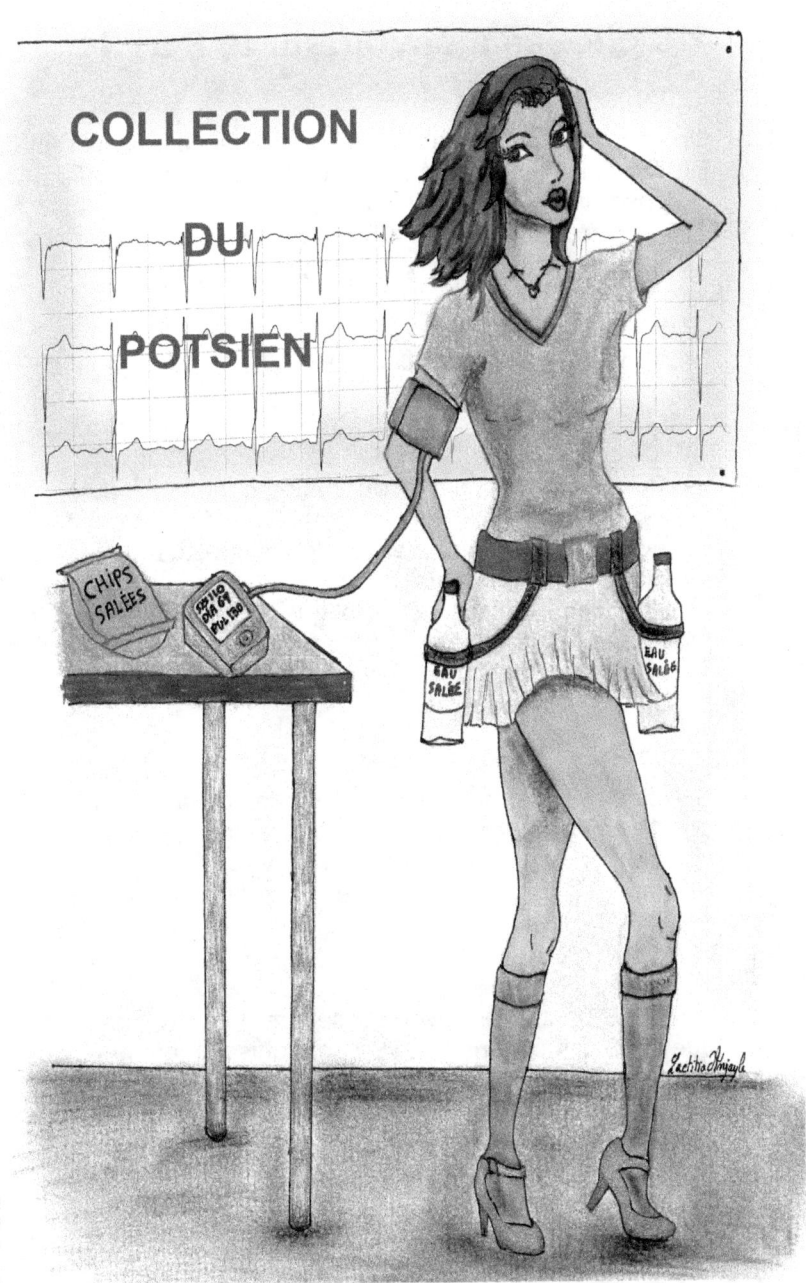

10 choses à savoir sur le POTS

1. On estime qu'entre 1 et 3 millions d'américains souffrent du POTS, soit plus que le nombre d'américains souffrant de sclérose multiple. Selon la clinique Mayo, 1 adolescents sur 100 est touché par le POTS. Environ 50% des patients développent le POTS à l'âge adulte.

2. Environ 85-90% des patients POTS sont des femmes, la plupart entre l'âge de 12 et 50 ans.

3. Le POTS est un trouble du système nerveux autonome. Quand les nerfs autonomes ne fonctionnent pas correctement, cela peut causer des symptômes dans tout le corps comme de la tachycardie, des douleurs dans la poitrine, des vertiges, de la fatigue, un essoufflement, des problèmes gastro-intestinaux, des migraines, des troubles cognitifs, des problèmes de circulation sanguine dans les extrémités et d'autres choses.

4. Certains symptômes du POTS s'améliorent en station couchée. Cela permet de rétablir le flux sanguin normal dans le cerveau et la poitrine. Un flux sanguin anormal rend la station debout et l'exercice physique difficile pour les patients POTS.

5. Le POTS peut être moyen ou sévère. Les experts estiment que 25% des patients POTS sont suffisamment handicapés pour ne pas pouvoir travailler ou suivre les cours. Les chercheurs ont comparé le handicap dû au POTS à celui que l'on retrouve chez les patients atteints de BPCO ou d'insuffisance cardiaque congestive.

6. Le POTS n'est pas contagieux. Environ 40% des patients POTS ont un membre de la famille souffrant également de POTS ou présentant des symptômes similaires, ce qui suggère une composante génétique chez certains patients.

7. 50% des patients POTS présentent une perte de fibres nerveuses autonomes dans leur peau. Ces fibres nerveuses contrôlent la transpiration et le maintien de la température corporelle. Le POTS peut aussi se présenter dans d'autres cas de neuropathies.

8. Les patients POTS doivent attendre en moyenne 4 ans pour obtenir le bon diagnostic, en grande partie à cause de la méconnaissance de ce syndrome. Ce retard de diagnostic peut causer des problèmes financiers très importants au patient et à sa famille et plus d'années de souffrances sans diagnostic ou traitement adéquat.

9. Les recherches de la clinique Mayo suggère que 5 ans après le diagnostic, 86% des patients adolescents perçoivent une amélioration de leur état dont 19% qui se considèrent comme guéris. 3.5% des patients adolescents disent que leur état empire avec le temps. La plupart des personnes qui développent un POTS l'endurent comme une maladie chronique.

10. Il y a de nombreux traitements pharmacologiques et non pharmacologiques pour gérer les symptômes, mais il n'y a pas de remède, et aucun médicament approuvé par la Food and Drugs Administration pour traiter le POTS.

10 choses que les médecins devraient savoir à propos du POTS

1. Le POTS est un trouble du système nerveux autonome. Environ 50% des patients ont une neuropathie sudomotrice et 20% montrent [cardiac dropout] sur les MIBG qui peut être dus à une neuropathie autonome.

2. Le POTS n'est pas rare. On estime qu'il concerne de 1 à 3 millions d'américains, dont 80-85% sont des femmes en âge de procréer. On le trouve partout dans le monde, mais il n'y a pas de statistiques disponibles pour d'autres pays.

3. Les recherches semblent indiquer que le POTS serait une maladie auto-immune. Des anticorps ciblant les récepteurs adrénergiques alpha1, beta1 et beta2, les récepteurs muscarinic3, les récepteurs g-AchR et [numerous cardiac lipid raft proteins] ont été identifiés chez des patients POTS. Des études préliminaires sont en cours sur l'utilisation des thérapies d'immunoglobines intraveineuses.

4. Le POTS ou des symptômes semblables peuvent apparaître secondairement à d'autres maladies auto-immunes, comme le syndrome de Sjörgen, le lupus, le syndrome des anti-phospholipides, la maladie cœliaque, la spondylarthrite ankylosante, la sarcoïdose, le syndrome myasthénique de Lambert Eaton, la myasthénie grave, et la sclérose multiple.

5. Le POTS peut provoquer des symptômes dans tout le corps comme la tachycardie, les palpitations, les douleurs à la poitrine, les vertiges, les syncopes, la nausée, la fatigue, la gastroparésie ou le vidage gastrique rapide, les migraines, l'accumulation de sang dans les extrémités, le syndrome de Raynaud, les tremblements, les problèmes de sommeil, les troubles cognitifs et d'autres.

6. La majorité des patients POTS sont hypovolémiques malgré une hydratation adéquate. Des examens standards du sang et des urines ne détecteront pas cette hypovolémie, étant donné que le patient a souvent un déficit en plasma et globules rouges. Une analyse du volume sanguin en

utilisant un marqueur radioactif peut être utilisée pour évaluer l'hypovolémie chez un patient POTS.

7. Le POTS est souvent mal diagnostiqué. Le temps moyen pour obtenir un diagnostic est de 5 ans et 11 mois. 85% des patients POTS s'entendent dire que c'est dans leur tête ou reçoivent des diagnostics psychologiques avant d'obtenir le diagnostic du POTS alors que la recherche montre que la population des patients POTS n'est pas plus à risque de présenter des troubles psychiatriques que la population générale.

8. Le POTS ne passe pas chez tous les patients adolescents et il ne s'agit pas d'un syndrome adolescent. Une étude rétrospective sur 10 ans à la clinique Mayo chez les patients POTS en pédiatrie a montré qu'après une moyenne de 5 ans après leur visite à la clinique, les symptômes de 52,8% des patients s'étaient améliorés mais ils avaient toujours le POTS et seulement 18,2% des patients étaient guéris. Une étude sur 700 patients par Dysautonomia International a montré que 48% des patients POTS développaient leurs premiers symptômes après 18 ans.

9. La sévérité des symptômes varie. Environ 25% des patients sont tellement handicapés qu'ils ne peuvent pas travailler ou aller en cours. Ce handicap a été comparé à celui retrouvé en cas de BPCO ou d'insuffisance cardiaque congestive.

10. Les patients chez lesquels on suspecte un POTS devraient être soumis à un test de fonction autonomique incluant un test de la table basculante avec analyse de la variabilité du rythme cardiaque, la manœuvre de Valsalva et un [QSART] ([quantitative sudomotor axon reflex test]). Dans certains cas, un test des catécholamines en position couchée et debout, une analyse du volume sanguin avec marqueur et des biopsies de la peau pour chercher une neuropathie sudomotrice et sensorielle des petites fibres peut être indiqué. Une investigation pour chercher des troubles sous-jacents ou contribuant devraient être faite, comme l'autoimmunité, le syndrome d'Ehlers Danlos ou la mastocytose.

Un guide pour les professionnels
(écrit par des médecins)

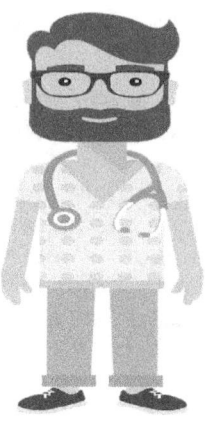

Le POTS est un trouble du système nerveux autonome. Bien qu'il puisse affecter les deux genres, il survient typiquement chez les femmes entre 15 et 50 ans. Les symptômes peuvent inclure la tachycardie, les palpitations, la syncope et la pré-syncope ou un sentiment d'anxiété en station debout. Il y a un chevauchement avec les syncopes de type réflexe ou vasovagales.

Le POTS est défini comme une augmentation soutenue du rythme cardiaque de 30 bpm en station debout sur les 10 premières minutes ou une augmentation du rythme cardiaque dépassant les 120 bpm durant une station debout prolongée. L'augmentation doit être plus grande que 40 bpm chez les patients âgés de 12 à 19 ans. Ces résultats devraient être accompagnés de symptômes d'intolérance orthostatique tels que vertiges, fatigue, transpiration, nausée, palpitations. D'autres caractéristique de la dysautonomie peuvent se produire, affectant la digestion, le contrôle de la vessie, la régulation de la température et la réponse au stress.

Présentation :

- Affecte normalement des personnes entre 15 et 50 ans
- Ratio femmes hommes de 5:1
- Les symptômes diffèrent des autres causes d'intolérance orthostatique par le fait qu'ils dénotent une activation du système sympathique
- Les symptômes ont généralement duré plus de 6 mois

Les patients rapportent fréquemment leurs symptômes à la suite de :

- Une maladie virale
- Une grossesse
- Un traumatisme, une chirurgie importante
- Une ingestion de toxines
- Une vaccination
- Une septicémie

Chez certains patients, l'apparition des symptômes est plus insidieuse. Chez les jeunes patients, les symptômes apparaissent souvent entre 12 et 15 ans après une poussée de croissance.

Symptômes fréquents :

- Palpitations souvent debout ou assis, parfois même au repos
- Epuisement qui peut être handicapant
- Vertiges, tête qui tourne, vue trouble, pré-syncope
- Incapacité ou difficulté à effectuer des exercices physiques
- Tremblements
- Faiblesse en particulier des jambes
- Syncope
- Problèmes de concentration, perte de mémoire, confusion mentale

Autres symptômes :

- Douleurs dans la poitrine
- Essoufflement
- Problèmes gastro-intestinaux : manque d'appétit, nausée, satiété rapide, ballonnements, constipation, diarrhée, douleurs abdominales (souvent diagnostiqué avec le syndrome de l'intestin irritable)
- Maux de têtes, migraines : souvent les patients se plaignent de maux de têtes musculaires associés à une station redressée qui commencent dans la région occipitale et irradie dans les épaules (mal de tête en cintre)
- Douleurs et/ou froideur des jambes, doigts et oreilles
- Troubles du sommeil : difficulté à s'endormir, réveils nocturnes avec tachycardie et sentiment d'être pleinement réveillé ou fatigue persistante malgré le sommeil
- Excès ou diminution de la transpiration
- Hypersensibilité à la lumière
- Douleur myofasciale
- Douleur de type neuropathique
- Sentiment d'anxiété : de nombreux patients POTS s'entendent dire que leurs symptômes sont dus à des attaques de panique. L'anxiété et l'hyperventilation surviennent souvent comme résultat des symptômes ci-dessus, de l'incertitude du diagnostic et des sentiments de peur liés aux symptômes. On pense également que le POTS et l'intolérance orthostatique peuvent altérer la respiration, menant à des respirations plus profondes et à l'hyperventilation.

Le POTS peut être secondaire aux troubles suivants :

- Syndrome d'hypermobilité articulaire, plus fréquemment syndrome d'Ehlers Danlos
- Syndrome de fatigue chronique
- Lupus

- Fibromyalgie
- Diabètes
- Sarcoïdose
- Amyloïdose
- Alcoolisme
- Chimiothérapie
- Syndrome de Sjörgen
- Empoisonnement aux métaux lourds
- Maladie de Lyme

Les syndromes sont souvent exacerbés par des températures extrêmes, l'exercice physique, les repas et pendant ou autour des menstruations.

Certains de ces symptômes peuvent profondément affecter la qualité de vie, rendant difficiles les activités quotidiennes les plus simples.

Diagnostic différentiel

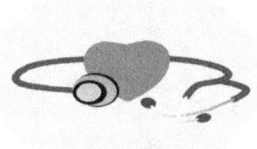

Obtenez un historique détaillé, un examen et une évaluation de médecine générale et une évaluation de la mobilité des articulations en utilisant soit l'échelle d'hypermobilité de Beighton ou le critère de Brighton.

Identifiez les troubles qui peuvent produire une intolérance orthostatique : déshydratation, anémie, maladie d'Addison et toute autre trouble endocrine y compris les maladies pituitaires.

Mesurez le rythme cardiaque et la pression sanguine 3mn couché puis debout à intervalles de 2, 5 et 10mn. Observez l'éventuel accumulation de sang dans les mains et les pieds en station debout, qui est visible sous forme d'une coloration rouge-violette.

Etiologie sous-jacente

La cause du POTS n'est pas totalement comprise mais les chercheurs ont fait des observations importantes qui donnent un aperçu de quelques mécanismes impliqués.

L'intolérance orthostatique est centrale dans le diagnostic du POTS et les chercheurs ont rapportés des anomalies dans la réponse physiologique à la station debout chez les personnes affectées.

L'action de passer d'une station couchée ou assise à une station debout provoque une redistribution de 300 à 800 ml de sang de l'abdomen et de la cavité thoracique aux jambes. Ces effets de la gravité ont lieu en quelques secondes et enclenchent une réponse compensatoire gérée par le réflexe barorécepteur pour restaurer le volume sanguin central et maintenir une perfusion de sang aux organes vitaux, y compris le cerveau.

Les barorécepteurs dans les artères carotide et aortique ainsi que les récepteurs du volume et de la pression sanguine dans le cœur sont activés durant la phase précoce du passage à la station debout et orchestrent une réponse du système nerveux et des cellules productrices d'hormones.

Le système nerveux autonome comprend deux groupes de nerfs opposés en équilibre : les nerfs sympathiques et les nerfs parasympathiques. Ils exercent des effets opposés sur le rythme cardiaque et la résistance vasculaire périphérique.

Durant la phase précoce du passage à la station debout, chez un individu normal, les senseurs activent le système nerveux sympathique pour rétrécir les vaisseaux sanguins périphériques et ainsi augmenter le retour sanguin au cœur. En même temps, l'activité parasympathique est réduite, avec pour effet une nette augmentation du rythme cardiaque et de la systolique.

Le système nerveux autonome agit sur d'autres tissus pour stimuler la production d'hormones afin de contrer les effets de la station debout et la réduction du volume sanguin central (hypovolémie). Une des cascades hormonales impliquées inclut la rénine, l'angiotensine et l'aldostérone. L'effet principal de cette réponse hormonale est d'augmenter la constriction des vaisseaux sanguins et la rétention d'eau et de sel par les reins pour augmenter le volume sanguin.

Le POTS est caractérisé par un dysfonctionnement de l'autorégulation des réponses décrites plus haut. La réponse inadaptée du système nerveux autonome, la dysautonomie, cause une constriction inadéquate des vaisseaux sanguins périphériques. L'explication de ce phénomène n'est pas claire mais les chercheurs ont découvert chez certains patients des anticorps qui attaquent les terminaisons nerveuses et beaucoup d'autres montrent des vaisseaux sanguins, des muscles et une peau insensibles aux stimulations du système sympathique.

Dans de rares cas, une anomalie génétique a été détectée dans une protéine transporteuse dans la terminaison nerveuse qui recycle le stimulant chimique (noradrénaline) libéré par la terminaison nerveuse. Théoriquement, l'échec du recyclage de cette substance réduit le stock nerveux et le nerf perd l'aptitude de stimuler les tissus suivants. Il est clair que si les nerfs sympathiques sont incapables de réduire les vaisseaux sanguins, alors cela dérègle aussi la thermorégulation et la transpiration des mains et des pieds, des symptômes également souvent rencontrés chez les patients POTS. Certains chercheurs ont découvert des niveaux élevés de norépinephrine chez les patients et d'autres perturbations des nerfs autonomes dans le cœur. Ces deux choses peuvent être responsables du rythme cardiaque excessif en station debout observé chez les patients. La cascade d'hormone est également anormale. Chez certains patients, des niveaux réduits de rénine, d'angiotensine et d'aldostérone ont été observés.

D'autres anomalies ont été détectées dans le contexte du POTS et d'autres vont probablement être découvertes. Il est probable que seules certaines causes soient importantes chez chaque individu et on ne sait pas encore si différents types d'anomalies ou de symptômes indiquent une réponse différente aux différents traitements médicaux possibles.

Classification

POTS primaire

POTS neuropathique :

On retrouve une dénervation des nerfs sympathiques innervant les membres inférieurs. Cela peut aussi être appelé défaillance adrénergique périphérique.

Une dysautonomie partielle pourrait expliquer les pieds chauds et secs (perte du nerf sudomoteur), la coloration rose des tissus soumis à la gravité (suffusion de sang dans la peau), la réponse exagérée des veines des jambes à la norépinephrine, la réponse galvanique réduite, la transpiration anormale des extrémités, l'accumulation orthostatique de sang, la tachycardie et la réduction du volume sanguin dans le cerveau observé dans l'intolérance orthostatique.

POTS hypovolémique :

Certains patients sont extrêmement sensibles à l'ingestion de sel et peuvent gérer leur plasma et leur pression sanguine uniquement par ce biais.

POTS hyperadrénergique :

Dans de nombreux cas, l'état hyperadrénergique du POTS est secondaire à une dysautonomie partielle ou à l'hypovolémie. Cependant, dans certains cas, le problème principal, premier, semble être la suractivité sympathique. Les patients présentent des niveaux extrêmement hauts de norépinephrine en station debout. Ils présentent une augmentation importante de la pression sanguine en station debout, indiquant une dysfonction du baroréflexe.

Les symptômes sont : palpitations excessives, anxiété, tachycardie et tremblements.

Cette forme de POTS est beaucoup plus rare que le POTS neuropathique et se retrouve chez environ 5 à 10% des patients. Les mesures thérapeutiques doivent viser une diminution de l'activité sympathique centrale et périphérique.

Une anomalie génétique spécifique a été identifiée dans le POTS hyperadrénergique, une mutation dans le transporteur de norépinephrine (NET). Cela provoque une incapacité à éliminer correctement la norépinephrine et produit un état de stimulation sympathique excessive en réponse à une variété de stimuli sympathiques.

Les mutations du NET sont rares mais de nombreux médicaments peuvent inhiber le NET et créer des symptômes semblables ou empirer les symptômes, par exemple les antidépresseurs tricycliques.

POTS déconditionné :

Le déconditionnement est souvent présent chez les patients avec une fatigue proéminente et des symptômes de type fibromyalgique. Les études ont montré que le POTS déconditionné est similaire au déconditionnement pur et simple dû à l'alitement prolongé.

La présence d'hypervigilance chez ces patients augmente la possibilité qu'au moins chez certains d'entre eux, il y ait eu un événement initial ou une maladie qui a provoqué des symptômes orthostatiques qui ont été surinterprétés et ont été suivis par une réduction de l'activité physique et un déconditionnement.

POTS développemental :

C'est une forme distincte de POTS neuropathique qui se retrouve chez les jeunes personnes. L'apparition des symptômes se fait en général autour de 14 ans et souvent à la suite d'une poussée de croissance. La plupart des patients sont des jeunes femmes. Ce type de POTS peut affecter les patients suffisamment sévèrement pour les handicaper. Beaucoup de patients ont des problèmes urinaires ou gastro-intestinaux. Cependant, la majorité verront une amélioration avec le temps, et environ 80% d'entre eux seront guéris à la vingtaine.

POTS secondaire

Des symptômes semblables au POTS peuvent apparaitre à cause d'autres maladies. La cause la plus courante est le diabète mais une autre cause importante est le syndrome d'hypermobilité articulaire. Il s'agit d'une maladie génétique qui provoque une défaillance des tissus conjonctifs ou du collagène. Elle rend les articulations hypermobiles et la peau douce, presque veloutée. Les patients peuvent se plaindre de varices et de douleurs musculaires et/ou articulaires. Les patients souffrant d'hypermobilité articulaire et de POTS semblent avoir des symptômes plus précoces et plus de syncopes et de migraines.

Ces patients peuvent avoir des veines trop élastiques qui ne peuvent pas maintenir un degré adéquat de vasoconstriction quand la personne se lève. Cela cause une accumulation de sang dans les extrémités et une tachycardie compensatoire. On a postulé que cette accumulation causait un état hyperadrénergique secondaire ou une dérégulation des récepteurs prédisposant à une dérégulation autonomique. On pense que la réactivité vasculaire anormale dans les vaisseaux cérébraux est la raison de l'association avec les migraines. Environ 70 à 80% des patients hypermobiles peuvent souffrir de symptômes dysautonomiques.

Investigations

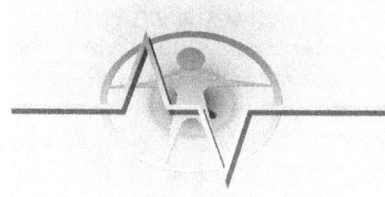

Les tests suivant devraient être effectués :

ECG : pour éliminer la possibilité d'un trajet accessoire ou d'une autre anomalie de la conduction cardiaque

Electrolytes et urée (activité rénale), fonction thyroïdienne, full blood count

La ferritine : elle est souvent basse

Vitamine B12 et folates : éliminer la possibilité d'une déficience

Tests endocrines basiques : y compris thyroïde

Test de stimulation à l'ACTH : évaluation du fonctionnement des surrénales

Echographie cardiaque : éliminer une maladie structurelle ou fonctionnelle du cœur

Holter 24h : pour vérifier que les palpitations sont dues à la tachycardie sinusale et non à une arythmie, pour déterminer la fluctuation du rythme cardiaque durant les activités et corréler les symptômes au rythme.

Radiographie du thorax

Test d'urines sur 24h pour les catécholamines et les métanéphrines : pour exclure un phéochromocytome qui peut être confondu avec le POTS en particulier s'il est hyperadrénergique. Les patients ayant un phéochromocytome ont plus de probabilités de ressentir des symptômes en étant couchés.

Test d'urines sur 24h pour le sodium : permet de voir si le patient s'hydrate suffisamment et a un apport adéquat en sodium. L'objectif est de 1'500 à 2'500ml et un taux de sodium de 170mmol pour 24h. Ce second critère indique que le patient ingère une quantité adéquate de sodium et a probablement un volume plasmatique normal.

Test de la table basculante et test de station debout active : durant le premier, les mesures de pression sanguine et de rythme cardiaque sont prises alors que le patient est couché. Il est ensuite incliné à 70 degrés tandis que les mesures sont prises en continu. C'est un test passif, et la physiologie est légèrement différente que durant la posture debout durant laquelle le patient doit supporter son propre poids et maintenir son équilibre. Les deux sont sensibles pour le diagnostic avec un seuil de 30 bpm pour la tachycardie orthostatique. La spécificité du test actif est de 79% et celui de la table de 23%. Dans certains centres, on offre de mesurer les taux d'adrénaline dans le plasma sanguin avant et pendant la bascule ou simplement couché et debout pour aider au diagnostic de l'hyperadrénergie. Le taux couché et souvent normal à haut tandis qu'il est élevé debout (>600pg/ml).

D'autres tests peuvent être effectués : test de la fonction autonome incluant un test de la thermorégulation par la transpiration qui montre typiquement une réponse réflexe autonome normale ou exagérée.

Les tests de la fonction autonome montrent normalement une fonction vagale préservée et il y a généralement une réponse vigoureuse de la pression à la manœuvre de Valsalva.

Traitements

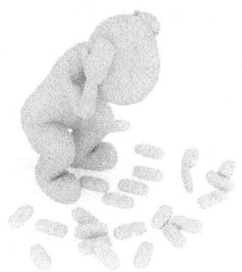

Aucune thérapie ne fonctionne chez tous les patients, et il n'y a pas de données à grandes échelles et contrôlées. Les efforts initiaux devraient se concentrer sur la recherche et le traitement d'une cause réversible.

Abandonner si possible tout médicament pouvant contribuer aux symptômes. Agents pharmacologiques pouvant causer ou empirer l'intolérance orthostatique :

- Alpha bloquants (hypertension artérielle, hypertrophie de la prostate)
- Bloqueurs des canaux calciques (angine de poitrine, arythmies, hypertension artérielle)
- Bêta bloquants (bien que certains puissent être utiles en cas de POTS)
- Phénothiazines (antipsychotique)
- Antidépresseurs tricycliques

- Bromocriptine (tumeurs de la glande hypophyse, maladie de Parkinson)
- Ethanol
- Opiacés
- Diurétiques
- Hydralazine (hypertension artérielle, vasodilatateur)
- Médicaments qui augmentent ou bloque les activités périphériques du système nerveux sympathique (prazosine (hypertension artérielle), reserpine (anxiété, névrose), bloquants ganglionnaires)
- Nitrates
- Citrate de sildenafil (hypertension artérielle pulmonaire et troubles de l'érection)
- Inhibiteurs de la MAO (antidépresseurs, maladie de Parkinson)
- L-dopa (maladie de Parkinson)
- Méthyldopa (hypertension artérielle ou gestationnelle)
- Barbituriques (anesthésie)

Si le patient était alité ou immobile, ses symptômes pourraient s'améliorer graduellement avec le reconditionnement de la posture relevée. Optimiser le traitement pour toute maladie chronique. S'il y a la moindre preuve de tachycardie ré-entrante il faut la traiter. L'ablation par radiofréquence du nœud sinusal n'est pas recommandée. Eduquer le patient sur sa maladie. Eviter les facteurs aggravants.

Traitements non pharmacologiques

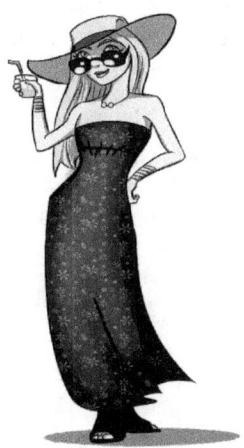

- Eau : au moins 2 à 3 L par jour. Certaines études ont montré que boire 400 à 500ml avant de se lever le matin peut aider.

- Sel : au moins 150 à 250 mEq par jour

- Bas de contention : au minimum 30mmHg de contention aux chevilles. L'utilisation de compression abdominale peut aussi être utile.

- Dormir avec la tête de lit relevée

- Contre manœuvres : en cas de vertiges, contracter les muscles des mollets etc.

- Se lever lentement

- Faire de l'exercice : l'aérobic et la musculation doivent tous deux être encouragés et se sont montrés bénéfiques. Il est important que les patients commencent doucement et augmentent leur tolérance à l'effort dans la mesure où trop d'exercice peut aggraver les symptômes et décourager les patients. Il est recommandé de faire 20 minutes d'aérobic 3x par semaine si le patient peut le supporter. Au départ, un vélo couché ou la natation peuvent être mieux tolérés. La musculation des jambes et l'utilisation de poids de chevilles peut aider la pompe musculo-squelettique.

- Eviter : l'alcool, les drogues. Certains patients se sentent mieux en évitant la caféine, certains disent que ça les aide !

- Rester au frais

- Manger régulièrement

Qu'est-ce qui cause le POTS ?

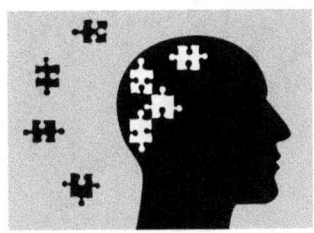
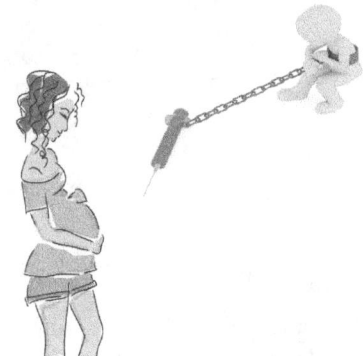

POTS primaire

- Une apparition soudaine peut suivre une infection, une grossesse, une vaccination ou un traumatisme. Il y a des pistes évoquant une étiologie auto-immune.

- Le POTS développemental affecte les adolescents avec une apparition des symptômes généralement autour de 14 ans avec un pic à 16 ans. 80% guérissent en quelques années.

- Le POTS hyperadrénergique – chez certains, on a identifié une anomalie génétique

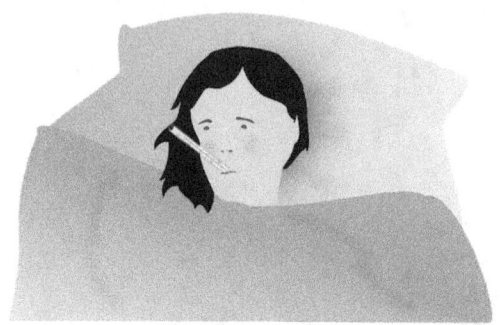

POTS secondaire

- Déconditionnement (par exemple après une longue période d'alitement à la suite d'une maladie)

- Syndrome d'hypermobilité articulaire (maintenant considéré par la plupart des autorités médicales comme semblable voire identique au syndrome d'Ehlers-Danlos type III), un trouble multisystémique du tissu conjonctif.

- D'autres problèmes médicaux : diabètes, amyloïdose, sarcoïdose, lupus

- Empoisonnements : alcool, métaux lourds

- Cancer ou chimiothérapie

Traitement

Physiologique :

- Augmentation de la prise de liquides (2-2.5L/jour) et de sel (par exemple 2 à 4g, uniquement si le POTS n'est pas hyperadrénergique) pour augmenter le volume sanguin
- Programme d'exercice graduel, pour améliorer la pompe des muscles des mollets
- De petits repas fréquents pauvres en glucides raffinés pour diminuer l'accumulation de sang dans l'abdomen pour la digestion
- Elévation de la tête de lit pour augmenter le volume du sang le matin
- Eviter la station debout ou assise prolongée pour réduire l'accumulation de sang
- Eviter l'alcool et la chaleur pour réduire la vasodilatation
- Bas de contention (classe 3, jusqu'à la taille) pour diminuer l'accumulation de sang
- Manœuvres posturales pour éviter la syncope comme élever les jambes, les croiser, crisper les muscles des jambes, des mains, se balancer, se mettre sur la pointe des pieds pour augmenter le retour veineux

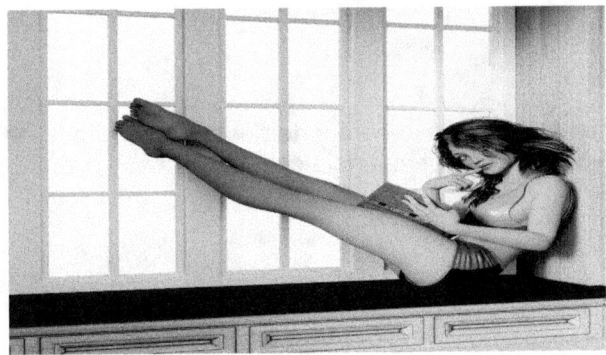

Pharmacologique :

Arrêter les médicaments pouvant causer de l'intolérance orthostatique. Utiliser la piste médicamenteuse s'il n'y a pas d'amélioration après 3 à 6 mois de mesures physiologiques. Les médicaments utilisés en cas de POTS ne sont pas approuvés pour cette utilisation par les autorités.

- Midodrine : vasoconstricteur
- Bêta bloquant : réduit le rythme cardiaque et améliore le remplissage diastolique
- Ivabradine : réduit le rythme cardiaque et améliore le remplissage diastolique
- SSRI, SNRI : affecte le contrôle central du rythme cardiaque et de la pression sanguine
- Clonidine : sympatholytique central
- Desmopressine : augmente le volume sanguin
- Méthylphénidate : vasoconstricteur
- Erythropoïétine : augmente les globules rouges, vasoconstricteur
- Octreotide : vasoconstricteur splanchnique
- Pyridostigmine : facilite la transmission ganglionnaire neurale

Aide psychologique :

- Thérapie cognitivo-comportementale pour aider les patients à s'adapter à une maladie chronique et ses symptômes

Que devrais-je faire
si je suspecte un POTS ?

1. Le POTS devrait être suspecté chez les patients (en particulier les jeunes femmes) qui présentent une combinaison de symptômes inexpliqués comme vertiges, syncope, fatigue, tachycardie/palpitations, maux de tête, intolérance à l'exercice, anxiété

2. Soyez très suspicieux au sujet du diabète, de la fatigue chronique et du syndrome d'hypermobilité articulaire

3. Faites un test debout, qui peut être fait chez un généraliste

4. Excluez toute autre pathologie avec des tests biochimiques (full blood count, profil biochimique, calcium, fonction thyroïdienne, cortisol, niveaux de catécholamines, urines, pression sanguine, ECG, Holter, EEG)

5. Pensez à faire un monitorage sur 24h de la pression et du rythme cardiaque. Un monitorage normal n'exclue pas un POTS.

6. Si un POTS est suspecté, il faudrait référer votre patient à un médecin intéressé par le POTS car le diagnostic et le traitement peuvent être difficiles. Ce sont souvent des cardiologues intéressées par l'arythmie (par exemple des électrophysiologistes cardiaques qui travaillent dans une clinique des syncopes). Il y a également certains neurologistes, gériatres ou médecins intéressés par le système neurovasculaire autonome qui peuvent s'y intéresser.

Quels sont les symptômes du POTS

Les individus ayant un POTS subissent une intolérance orthostatique ce qui signifie qu'ils vivent des symptômes en se tenant droits ou en bougeant. Les symptômes peuvent être handicapants, allant de légers à sévères et variant d'un jour à l'autre.

Symptômes :

- Vertiges et pré-syncope
- Syncope
- Palpitations
- Maux de têtes, parfois orthostatiques ou migraines
- Confusion mentale (brain fog)
- Fatigue, épuisement
- Sentiment d'anxiété
- Problèmes visuels (vue en tunnel, grisaille, éblouissement)
- Problèmes intestinaux (nausée, diarrhée, douleurs)
- Transpiration
- Douleurs à la poitrine
- Mauvais sommeil
- Mains et pieds violets à cause de l'accumulation de sang
- Problèmes de vessie

Facteurs aggravants :

- Chaleur intense
- Repas, en particulier s'ils contiennent des sucres raffinés (sucre, farine blanche etc.)
- Se lever rapidement
- Déshydratation
- Moment de la journée (au réveil surtout)
- Menstruations
- Déconditionnement, alitement
- Alcool
- Exercice excessif
- Temporairement pendant les maladies et après les opérations

Comment est-il diagnostiqué ?

Les généralistes peuvent reconnaitre le syndrome mais le diagnostic devrait normalement être fait par un électrophysiologiste (un expert du rythme cardiaque), un neurologue ou un autre clinicien en hôpital. Ces spécialistes sont souvent trouvés dans les cliniques des syncopes bien qu'une minorité des patients ayant un POTS vivent des évanouissements.

Les tests suivants peuvent être fait pour confirmer un diagnostic ou éliminer d'autres maladies ayant des symptômes similaires :

- Test en station debout active : le patient se couche quelques minutes pendant que son rythme cardiaque et sa pression sont mesurées puis en continu pendant 10mn une fois qu'il s'est mis debout

- Test de la table basculante : le patient est couché sur un lit spécial avec un repose-pieds pendant que son rythme cardiaque et sa pression sanguine sont mesurées. Le lit est ensuite basculé à la verticale pendant 45mn pendant que les mesures continuent. (Le test est arrêté si le patient s'évanouit ou si les résultats sont suffisamment probants)

- ECG à 12 électrodes

- ECG de 24h

- Monitorage de la pression pendant 24h

- Tests sanguins : full blood count ; fonction rénale, hépatique et thyroïdienne ; calcium ; diabètes ; niveaux de norépinephrine couché et debout

- Echographie cardiaque

- Test d'exercice physique

Les tests suivants peuvent être utilisés dans des cliniques du POTS ou du système autonome :

- Tests de vérification du système autonome

- Test de thermorégulation par la transpiration

- EEG

- IRM du cerveau

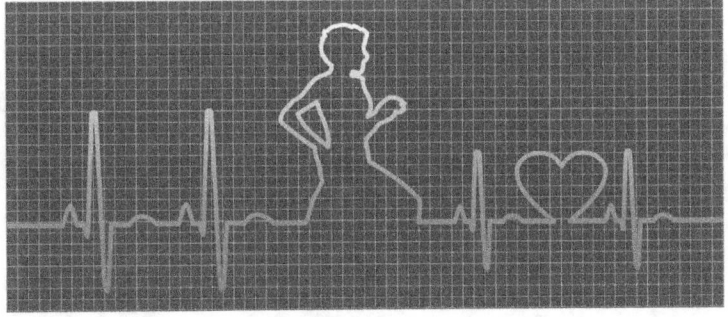

Troubles associés au POTS

Syndrome d'hypermobilité articulaire

Le syndrome d'hypermobilité articulaire aussi appelé syndrome bénin d'hypermobilité articulaire, syndrome d'Ehlers-Danlos type hypermobilité ou type III est souvent associé au POTS. Les articulations hypermobiles sont fréquentes, surtout chez les enfants. Cela peut être une découverte anodine voire un avantage en sport. Si vous répondez oui à deux des questions suivantes, il est probable que vous soyez hypermobiles :

-   Pouvez-vous ou pourriez-vous une fois poser vos mains à plats sur le sol sans plier les genoux ?

-   Pouvez-vous ou pourriez-vous une fois plier votre pouce jusqu'à toucher votre poignet ?

-   Quand vous étiez enfant, amusiez-vous vos amis en vous contorsionnant ou pouviez-vous faire le grand écart ?

-   Quand vous étiez enfant ou adolescent, votre épaule ou votre genou se sont-ils disloqués plus d'une fois ?

-   Vous considérez-vous désarticulé ?

Le syndrome d'hypermobilité articulaire n'est PAS la même chose que des articulations hypermobiles et les patients ayant le syndrome peuvent présenter certaines des caractéristiques suivantes :

-   Articulations hypermobiles douloureuses qui peuvent se disloquer

-   Douleurs au dos, tensions et entorses fréquentes

-   Problèmes de coordination, maladresse, problèmes de marche et d'écriture

-   Changements de la peau : douce, veloutée, fine, élastique, mauvaise guérison, cicatrices, vergetures, paupières tombantes

- Blanc des yeux de teinte bleutée
- Grand et mince avec des longs bras et des longs doigts
- Incontinence au stress dans l'enfance, prolapsus rectal
- Problèmes intestinaux
- Problèmes de système nerveux autonome comme POTS ou pression basse

Le syndrome d'hypermobilité articulaire est une des maladies les plus couramment associée au POTS. C'est une maladie génétique qui peut être fréquente dans la famille. Le problème sous-jacent semble être un défaut d'une protéine du tissu conjonctif qui se retrouve à travers l'entier du corps y compris dans les vaisseaux sanguins, les articulations et les intestins qui peuvent donc devenir élastiques ou fragiles.

Les patients présentant un POTS secondaire à ce syndrome tendent à développer les symptômes plus tôt, à s'évanouir plus souvent et à souffrir de migraines.

Tension basse

La tension basse peut être saine, mais si elle tombe trop bas quand on se lève, il s'agit d'hypotension orthostatique qui peut causer des symptômes similaires au POTS. Une syncope réflexe surgit quand la baisse de pression entraîne un évanouissement.

Le POTS, la tension basse et la syncope réflexe peuvent exister ensemble chez le même patient et cette combinaison peut être retrouvée chez les patients ayant un syndrome d'hypermobilité articulaire ou un syndrome de fatigue chronique. Quand la pression baisse, il y a parfois une augmentation du rythme cardiaque. Cela s'appelle tachycardie réactive et peut ressembler au POTS. Les traitements dans les deux cas sont similaires.

Syndrome de fatigue chronique (CFS)

Le POTS peut être sous-diagnostiqué chez les patients ayant un CFS alors qu'on pense qu'il affecte un tiers d'entre eux.

Tachycardie sinusale inappropriée (IST) :

L'IST a des symptômes similaires au POTS hyperadrénergique mais le rythme cardiaque peut être plus élevé au repos (90-100 bpm) et accélérer rapidement avec la fatigue ou le stress.

Mastocytose

Doit être suspecté en cas de rougissement ou d'allergies.

Maladies auto-immunes

Les recherches récentes montrent que les anticorps affectant le système nerveux autonome sont plus courants chez les personnes ayant un POTS. Les maladies auto-immunes qui ont été associées au POTS contiennent entre autres le syndrome de Sjörgen et le syndrome des anti-phospholipides (syndrome de Hughes). Le traitement des maladies sous-jacentes peut aider à améliorer les symptômes du POTS.

Autres maladies associées

Le POTS peut être associé à d'autres maladies sous-jacentes comme la sclérose multiple, le diabète, l'alcoolisme, la défaillance autonome pure, l'atrophie multi-systémique, la maladie de Lyme et le cancer.

Que puis-je faire pour améliorer mes symptômes ?

Des changements du mode de vie peuvent suffire pour contrôler les symptômes.

Fluides

Les patients ayant un POTS ont souvent un volume sanguin bas et il peut être augmenté par l'augmentation de la consommation de liquides. On conseille généralement au moins 2 à 3L par jour. Comme les symptômes sont parfois pires le matin, il peut être utile de boire avant de sortir du lit. En cas d'urgence, boire 2 verre d'eau rapidement peut tout aussi rapidement augmenter la pression sanguine et abaisser le rythme cardiaque. Des fluides par intraveineuse ont été utilisés mais peuvent entraîner des complications sérieuses en cas d'usage fréquent.

L'alcool dilate les vaisseaux sanguins et empire les symptômes.

Les boissons caféinées peuvent empirer les symptômes mais certains les trouvent utiles.

Nourriture et sel

Un régime riche en sel (jusqu'à 10g/jour) peut être recommandé. Un tel régime peut être dangereux en cas d'hypertension et de problèmes rénaux et cardiaques et ne devrait donc être suivi que s'il est recommandé par un médecin. Des tablettes de sel peuvent être prescrites. Des tablettes de sodium lent sont disponibles au Royaume-Uni sur ordonnance et sont préparées de manière à réduire la nausée. (6g de sel = une cuillère à café = 10 tablettes de sodium lent).

Manger de petites quantités régulièrement peut aider. Les symptômes peuvent empirer après un gros repas car le sang est redirigé vers le système digestif et éloigné des autres parties du corps. Evitez les aliments riches en sucre et contenant de la farine blanche. Mangez beaucoup d'aliments non transformés comme des fruits, des légumes, des légumineuses et des nourritures contenant des graines complètes.

Posture

Pour éviter la syncope ou la pré-syncope :

- Soyez attentifs aux signes avant-coureurs comme les vertiges, les étourdissements, la nausée
- Couchez-vous immédiatement et si possible élevez vos jambes

Si les circonstances rendent ceci difficile :

- Croisez vos jambes en état debout ou balancez-vous sur vos orteils
- Crispez les fesses et les muscles abdominaux
- Crispez les poings

Le risque d'évanouissement peut aussi être minimisé en :

- Se levant lentement si on a été assis longtemps
- Evitant de rester debout longtemps, en se déplaçant régulièrement
- Evitant de garder les bras au-dessus de la tête pendant longtemps
- Evitant de rester longtemps assis, ce qui peut provoquer des symptômes chez certaines personnes. Elever les jambes peut se montrer utile.

Bas de contention

Les bas ou les chaussettes de contention devraient monter jusqu'à la taille et avoir une pression d'au moins 30mmHg à la cheville (grade II) de manière à diminuer l'accumulation de sang dans les jambes. Les habits de sport de contention peuvent aussi se montrer utiles.

Exercice

L'exercice léger à modéré peut aider. Augmenter la force dans les jambes et les muscles centraux aide à pomper le sang jusqu'au cœur. La fatigue physique peut initialement empirer le POTS, il est donc important de réserver un temps de récupération après. Commencez par des exercices allongés ou assis si vous commencez pour la première fois et augmentez graduellement l'intensité et le temps. L'exercice en se tenant droit peut être ajouté au bout de 2-3 mois d'exercices allongés. En plus de la musculation, de la cardio devrait être faite pendant 20 à 30mn 3x par semaine.

Les exercices recommandés incluent :

- Natation
- Rameur
- Vélo couché puis vélo normal
- Pilates, surtout les exercices horizontaux concentrés sur le centre du corps
- Musculation des membres inférieurs
- Marcher
- Courir

Sommeil

Elever la tête de lit a été recommandé pour augmenter le volume sanguin. Les patients ayant un POTS ont souvent une mauvaise qualité de sommeil. D'autres causes potentielles de troubles du sommeil doivent être identifiées, comme l'anxiété ou la dépression. Il peut y avoir d'autres causes physiques comme le manque de fer qui peut causer le syndrome des jambes sans repos.

Gérer ses horaires

Les symptômes tendent à être pires le matin, il est alors préférable de planifier ses activités plus tard dans la journée. Donnez-vous des objectifs atteignables et ne vous pressez pas. Planifiez du temps pour vous reposer. Vivez dans les limites de votre corps, il vous le fera savoir si vous en avez trop fait.

Hygiène

Buvez un verre d'eau avant et après votre douche. Evitez les douches trop longues ou chaudes ainsi que les bains qui peuvent dilater vos vaisseaux sanguins et empirer vos symptômes. Finir votre douche par de l'eau froide peut aider. Asseyez-vous sur un tabouret dans la douche. Le shampoing sec et les lingettes humides peuvent se montrer utiles lors des mauvais jours !

Aide psychologique

Avoir le POTS peut signifier qu'une personne auparavant active va devoir subir des changements significatifs dans sa vie. L'aide psychologique peut aider à trouver des moyens optimaux de s'occuper de sa santé mentale et physique, en vous permettant d'être dans la meilleure des formes possibles pour gérer votre maladie.

Les symptômes du POTS (tachycardie, douleurs à la poitrine, vertiges) sont très réels et peuvent être effrayants. Il peut être utile d'apprendre à éviter des réponses anxieuses qui peuvent empirer les symptômes. Les thérapies cognitivo-comportementales sont des thérapies par la parole structurées qui peuvent vous aider à travailler à l'acceptation de vos limitations, à vous adapter à l'imprévisibilité de la maladie chronique et vous aider à planifier votre vie pour atteindre vos objectifs de la vie quotidienne tout en maintenant les activités qui vous aident à vous sentir positifs et accomplis.

Voyages

Conduire : selon la loi vous devez avertir le DVLA si vous avez une maladie qui peut affecter votre capacité à conduire. Ne pas le faire peut vous conduire à un procès qui peut invalider votre assurance. Les problèmes que vous devriez rapporter sont la tachycardie, la syncope et les vertiges. Cela ne signifie pas nécessairement que vous n'aurez pas le droit de conduire.

Voler : buvez plus de fluides que normalement. Prenez des bouteilles vides pour traverser la sécurité et demandez au personnel de bord de les remplir une fois dans l'avion. Evitez l'alcool, portez des bas de contention, élevez vos jambes si possible et bougez pour aider le retour veineux. Rappelez-vous de mettre vos médicaments dans votre bagage de cabine en cas de perte de vos valises.

Vais-je un jour retrouver ma vie ?

Pour beaucoup, le POTS s'améliore avec le temps et chez certains il disparait complètement. Certaines formes de POTS ont peu de chances de disparaître mais peuvent s'améliorer avec des mesures de la vie quotidienne et des médicaments si nécessaire. La grande majorité des patients apprend à gérer sa maladie et revient à un niveau de fonctionnement proche de ce qu'ils avaient auparavant.

Il est important de se souvenir que bien que le POTS soit handicapant, au contraire de nombreuses maladies chroniques, il ne raccourcit pas l'espérance de vie. Bien que beaucoup des symptômes comme la tachycardie, le vertige ou les douleurs à la poitrine soient effrayants avant qu'on en comprenne l'origine, ils ne causent pas de dégâts physiques quand ils sont causés par le POTS.

L'accompagnement par un bon médecin bien informé et par des groupes de soutien peut énormément aider.

C'est parfois beaucoup de travail de mettre en place tous les changements nécessaires à la vie avec le POTS. Cela peut aider de savoir qu'après avoir fait ces changements et s'être adapté à ce qu'ils ne peuvent pas changer, tout en profitant de ce qu'ils peuvent changer, beaucoup de patients ayant un POTS rapportent vivre une vie heureuse et accomplie.

Comme avec beaucoup de maladies à long-terme, bien que nous ne les souhaiterions jamais à nous-mêmes ou aux autres, une conséquence positive peut être une nouvelle appréciation des choses qui nous importent vraiment et une opportunité de rétablir des priorités, nous permettant ainsi de vivre à notre plein potentiel.

Quand vous aimez
quelqu'un qui a le POTS

Le POTS est une forme de dsyautonomie, une maladie chronique qui touche plus de personnes que la sclérose multiple et la maladie de Parkinson et est responsable d'une qualité de vie comparable à celle des patients souffrant d'insuffisance cardiaque congestive. Pourtant, le syndrome est incroyablement méconnu et mal diagnostiqué comme étant de l'anxiété ou "dans la tête du patient".

Voici quelques façons d'aider une personne que vous aimez qui souffre du POTS :

Nous ressentons beaucoup de choses. Souvent, nous pouvons lutter contre la culpabilité, la dépression ou d'autres stades de dsyautonomie. Nous sommes constamment conscients que la vaisselle n'est pas faite, que nous avons dû annuler notre venue à la dernière minute et que, en tout cas pour l'instant, on dirait que la personne que nous étions a disparu.

Ça ne veut pas dire que nous ne pouvons pas être ou ne sommes pas heureux ! Nous sommes la même personne mais dans des circonstances extrêmement différentes. Cependant, le fait que nous avons l'air d'aller bien ne signifie pas que nous n'avons pas mal ou ne sommes pas épuisés ou que nous ne venons pas de vomir dans la salle-de-bains parce que notre pression vient juste de chuter dangereusement.

Nous sommes plus que notre maladie. Parlez-nous des choses que nous aimons et apprécions. Traitez-nous comme une personne parce que nous avons besoin d'être vus comme tels. Nous ne sommes pas fragiles mais parfois nous ne sommes pas vraiment complets. Et nous avons besoin qu'on nous rappelle que nous sommes des personnes, malgré cette maladie.

Posez des questions. "Comment le brain fog te fait-il te sentir ?" "Qu'est-ce que je dois faire si tu t'évanouis ?" "Que puis-je faire pour t'aider ?" Ça nous montre que ça vous importe, que vous voulez apprendre et ça valide et légitime ce que l'on ressent. Rien que ça vous met déjà au-dessus de 90% des médecins qu'on a rencontré.

Aidez-nous à trouver quelque chose que l'on aime et que l'on peut faire malgré la fatigue handicapante. Quand j'étais extrêmement malade, j'étais trop fatiguée pour lire ou regarder des films en entier. Mais j'ai retrouvé un intérêt pour la photographie (même si mes photos ne représentaient que les quatre coins de ma chambre pendant 2 ans) et ça m'a aidé à persévérer. Tricoter, dessiner, colorier, n'importe quoi qui peut nous montrer qu'on est toujours humain peut contribuer à nous aider et au reste du monde.

Utilisez votre logique pour nous encourager et nous rappeler d'être bienveillants avec nous-mêmes. Rappelez-nous les petites choses qu'on a réussi à accomplir parce que voir le progrès nous aide à continuer à nous battre (par exemple "ne t'en veux pas d'être fatiguée, tu as réussi à [monter les escaliers seule aujourd'hui], tu as bien mérité de te reposer un peu !").

Aidez-nous à sortir ou à ouvrir une fenêtre. Pas quand il fait trop chaud ou trop froid bien sûr. Et on ne le supportera peut-être que quelques minutes, mais le soleil sur notre peau ou l'air frais dans nos poumons peut nous faire du bien.

Prenez conscience que ce qui nous rend heureux (comme par exemple sortir quelques minutes) peut aussi nous rendre triste en nous rappelant nos limitations. Gardez cela en tête.

Nous devons apprendre à écouter nos corps. Cela peut être difficile pour ceux d'entre nous qui ont passé leur vie à dépasser leurs limites et n'ont jamais pris le temps de ralentir. Rappelez-nous que nous ne sommes pas faibles et que c'est légitime de faire passer nos besoins avant ceux des autres. Cela implique aussi de laisser sortir les émotions, les pensées etc. qui ne nous sont pas utiles. J'ai découvert que beaucoup de personnes qui ont le POTS sont des personnes très sensibles. Nous devons trouver de nouvelles manières de gérer notre stress et nos esprits actifs. Parlez-en avec nous. Préparons un plan. Soyez dans notre équipe.

Vous ne saurez pas toujours quoi dire ou quoi faire. C'est normal, dites-le-nous. Même si ça peut être difficile pour nous, nous devons vous communiquer nos besoins et apprendre à demander de l'aide. De plus, c'est plus agréable que juste disparaître ou prétendre que tout va bien.

Aimez-nous. On se sent mal de vous faire subir tout ça. Rappelez-nous que vous êtes des grandes personnes et que vous choisissez de rester auprès de nous.

Dites-nous que c'est ok. C'est ok d'être fatigué, c'est ok que la vaisselle ne soit pas faite, c'est ok que nous n'ayons pas passé l'aspirateur. C'est ok parce que peu importe à quel point on est fort mentalement ou physiquement ou depuis combien de temps on gère notre POTS, c'est toujours un combat. On se culpabilise toujours. Rappelez-nous que nous n'avons pas à être forts tout le temps, que nous ne sommes pas flemmards et que c'est ok d'être triste, pour autant qu'on finisse par se relever pour continuer à se battre. Avec votre aide, c'est ce que nous allons faire.

LE TILT TEST

La machine des tortures pour les potsien(ne)s !

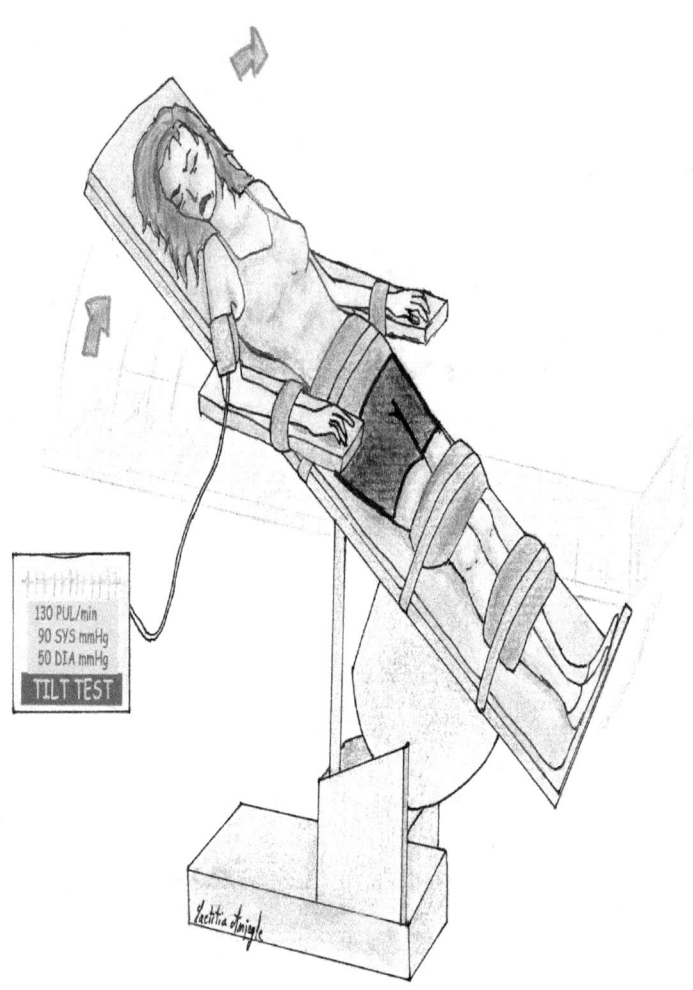

130 PUL/min
90 SYS mmHg
50 DIA mmHg
TILT TEST

Le fameux jour est arrivé ! Nous avons enfin réussi à obtenir un rendez vous pour passer le TILT TEST ! Ce rendez vous tant attendu mais aussi tant redouté, car nous savons que nous allons passer un sale quart d'heure.

Deux infirmières viennent nous chercher. Adorables. Elles essayent de nous rassurer (cela doit se voir que nous sommes prêts à courir pour nous enfuir... Si nous le pouvions !).

On nous installe dans une pièce blanche avec une espèce de brancard étrange au centre. Il est entouré de machines. Un masque à oxygène, un électrocardiogramme, un oxymètre et d'autres machines que nous n'avons jamais vu et que nous ne souhaitons pas savoir à quoi elles servent pour avouer !

Les infirmières nous demandent si nous avons bien pris notre petit déjeuner (un des rares examens où on a le droit de manger donc on ne va pas se priver !) le tout en installant les fils interminables sur notre corps pour l'ECG.

Et là, l'une des infirmières nous dit la phrase que nous redoutions le plus :

"Donc une fois que vous serez relevée, nous allons attendre et si le malaise ne vient pas, nous allons vous vaporiser un produit sous la langue pour faire venir le malaise"

Et là, nous sommes impressionnés de constater que nous avons développé une force inouïe dans la machoire pour ne pas qu'elles puissent s'approcher de nous avec le produit !

Certain(e)s potsien(ne)s auront la chance de ne pas avoir à subir de malaise durant l'examen... D'autres auront un malaise sans ce fameux produit... Et d'autres goûteront à ce spray... Ce spray qui, dans les secondes qui suivent, nous donne l'impression d'avoir reçu une injection létale tellement les sensations sont angoissantes.

Une fois que nous sommes installés sur la table (car oui ils appelent cela une table basculante mais elle ressemble plus à un brancard) où nous sommes ceinturés pour éviter la chute, le cardiologue rentre enfin...

Nous entendons les bip bip de nos constantes... Nous sentons que le moment approche...

Lentement, la table commence à basculer pour être redressée... Nous commencons à entendre les BIP BIP devenir de plus en plus fréquents et rapprochés... Nous commencons à avoir chaud... Une infirmière nous demande si tout va bien et nous hésitons à lui répondre en hurlant "Détachez moi, je veux partir de cet enfer !". Mais nous nous souvenons que cet examen est THE examen pour qu'enfin, notre syndrome devienne officiel.

Une fois que le cardiologue a vu que notre constante cardiaque augmentait au fur et à mesure des secondes et minutes passées, ils nous font redescendre et nous sommes rassurés d'entendre de nouveau le BIP BIP tinter normalement.

Cet examen est très difficile à passer mais il est primordiale pour se faire entendre.

TEMOIGNAGES DE POTSIEN(NE)S

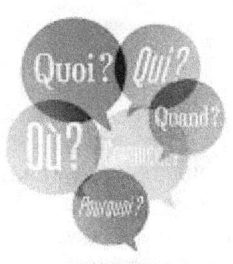

Agnès

Je travaillais dans une petite agence intérimaire à caractère social, j'étais devant mon ordi et je recevais des gens au chômage en difficulté. Devant l'ordi, paf, le coeur qui s'emballe...Là je me suis dit "Pourtant, pas de raison justifiant cet emballement : le gars devant moi c'est pas Tom Cruise et en plus, sa mission d'éboueur lui a laissé une odeur assez éloignée de Dior ".

Gerry

Après une sinusite infectieuse, j'ai commencé à me sentir mal. Je n'arrivais plus à rester debout sans avoir des malaises. Mon coeur battait la chamade au moindre geste. Je n'arrivais plus à faire les gestes basiques du quotidien. J'ai senti que physiquement je n'étais plus la même.

Isa

J'ai appris le 2 août 2016 une nouvelle qui m'a mise ko. De ce jour j'ai ressentie mon coeur qui s'emballait dès que je me mettais debout. Une faiblesse intense. J'ai d abord cru à une dépression le temps que je digère le choc mais les mois sont passés et les symptômes sont restés.

Tholani

Ballade à Bricorama ,deux semaines après ma pneumonie ,je me sens un peu faible ces derniers temps mais rien de dramatique vu que je sors de maladie .
Je marche dans les allées ,tout à coup mes forces commencent à me lâcher ,je sens mon cœur battre la chamade pour compenser cette déperdition totale d'énergie ..obligée de m'assoir à meme le sol , première fois d'une longue série .

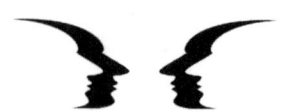

Emy

Je travaillais à l'accueil d'une association d'aide à domicile en ce 19 janvier 2015. Jamais je n'aurais cru que cette date marquerait la fin de mon ancienne vie. En me levant du lit afin de me preparer, je me suis sentie extrêmement mal. Faible, je ne tenais pas sur mes jambes et lorsque j'ai mit ma main sur mon cou pour évaluer mon poul, il battait à une allure terriblement rapide

Karine

J étais au volant de ma voiture avec ma fille à côté de moi. J'ai commencé à avoir très mal dans les jambes surtout dans les mollets, puis ma tête s est " embrumée" comme j ai tendance à dire. C est comme ci j avais des début de crampes dans les mollets qui restaient. J ai senti alors mon coeur trembler. Je ne comprenais pas ce qui m arrivait. Je devais rester concentrer pour conduire mais ma tête avait du mal à suivre. Je me souviens que mes larmes coulaient sans savoir pourquoi et ma fille se demandait ce qui se passait. Il ne me restait plus bcp de kms avant d arriver mais ils m ont semblé une éternité ... je ne sais pas comment mais j ai réussi à nous ramener à la maison... Et ce jour-là, j ai su que quelque chose n était vraiment pas normal...

Mira

un vendredi après midi de mars 2009, je suis en retard pour la sortie de l'école, je mets les deux enfants que j'avais en garde dans la poussette double et fonce à l'école contre le vent. Devant l'école impossible de parler je ne trouve plus mon souffle. Je rentre , heureusement mon mari est rentré aussi, je lui confie les enfants et vais chez le medecin car je sens que c'est pas normal. Je croise mon doc en arrivant , il me prend d'urgence, une heure plus tard les pompiers me transportent à l'hôpital le plus proche. Environs 40mn de trajet et le jeune pompier qui dit "calmez vous madame, respirez". De nous deux c'etait lui le plus paniqué ! mon coeur ne descend pas sous les 160 bm.

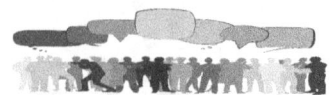

Agnès

Moi ct vers l âge de 20 ans , j ai commencer à faire de malaise vagaux avec perte de connaissance et avoir chaud en même temps , petit à petit ces malaises ce sont répéter avec faiblesse , migraines et de plus en plus de mal à tenir debout et a faire les choses du quotidiens . Je n ai pu mettre un nom sur mon mal qu en 2015, diagnostiquer par le pr senard. J ai passer des années de galère à m entendre dire que ct dans ma tête ou autre connerie. Il n y a pas un jour précis ou j ai su que j étais malade, le syndrome c installer progressivement chez moi.

Nathalie

Depuis l adolescence mon cœur tapait très fort juste en marchant. Je pouvais calculer mon rythme cardiaque sans prendre mon pouls... Juste en le sentant taper. A midi impossible de tenir ma fourchette car je tremblais à cause de la tachycardie. Diagnostique de nombreuses années plus tard..

Leena-rose

J'ai commencé à ressentir des symptômes de baisse de tension au boulot avec des malaises. Comme j'avais 2 fois par an aux changements de saisons ce genre de problème je suis allée chez mon médecin qui m'a donné le traitement habituel qui n'a pas fonctionné. L'état a empiré avec une sensation vertigineuse à l'endormissement au niveau du cerveau et j'ai dû appeler les pompiers 2 fois et aller aux urgences la nuit car j'avais de la tachycardie en plus. Au bout de 9 mois de ce régime hospitalisation dans ma ville et tilt test à la Timone avec comme résultat intolérance à l'orthostatisme et tachycardie posturale. De retour à l'hôpital dans lequel j'avais été admise pendant 1 semaine on m'a appris que j'avais une atteinte du SNA et que c'était irréversible : charmant!!

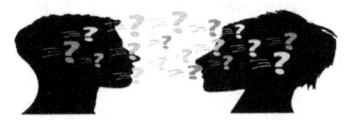

Sandy

C'était le jour des 2 mois de mon bébé le 23 novembre 2011 je venais de récupérer ma fille dans sa chambre et descendre les escaliers la déposer dans le transat je me suis assise car je me sentais un peu fatigué normal après tout avec quatre enfants à m occuper je dormais pas beaucoup c'est normal que j'étais fatigué un moment j'ai voulu me relever et j'ai senti d'un coup mon corps se vider mes jambes ne tenait plus et je me suis écroulé au sol juste à côté du transat je me sentais partir et je ne comprenais pas ce qu'il m'arriver mon téléphone étant juste à côté je l'ai saisie et j'ai contacté mon mari il était injoignable je lui laisse un message en lui disant que je suis pas bien je comprends pas ce qui m'arrive je sens plus rien dans mon corps comme si j'étais en train de mourir en fait j'étais en train de lui dire adieu que je l'aimais que j'aimais mes enfants et je sanglotais je me disais dans ma tête c'était ça de mourir comme ça brutalement sans avoir eu le temps d'embrasser les siens les personnes que l'on aime et j'avais peur aussi car mon bébé de deux mois allait rester tout seul jusqu'à ce que quelqu'un rentre j'étais effrayé je sais pas un instant j'ai eu L'instinct de survie qui a fait que j'ai dit dans ma tête non ce n'est pas possible je vais essayer d'être secouru j'ai réussi à composer le 15 j'ai rampé jusqu'à la porte j'ai cru que c'était le parcours du combattant !!! J'ai réussi à entrouvrir la porte tout en restant au sol car mon corps n'avait plus aucune force et je résisté pour ne pas m'endormir de là au bout de quelques minutes j'ai entendu les pompiers et leurs sirènes et cherchaient mon habitation dans le lotissement et de la j'ai été prise en charge emmener à l'hôpital de ce jour-là je me suis sentie continuellement en danger je savais que quelque chose n'allait pas mais quoi ???

Nathalie

Malaise vagal à répétition(à partir d'octobre 2016) sans comprendre ce qui m'arrivait puis tilt test et explication du coeur qui s'emballe pour rien, jusque là j'avais bien senti que mon coeur battait vite mais je pensais que c'était la conséquence et non la cause de mes malaises

Natasha

Je me suis levé un matin et j'ai commencé à vomir et à avoir des malaises tout au long de la journée. Du jour au lendemain (bon on avait remarqué ma tachycardie 1-2 mois avant) ma vie a basculé

Christelle

Je me rappelle m'être sentie mal tous les matins en me levant, je me sentais essoufflée juste en allant jusqu'à ma salle de bain…. Je devais m'asseoir après avoir pris ma douche en ayant l'impression d'avoir couru un marathon. J'ai également fait un malaise à la fin d'un événement durant lequel j'avais dû rester debout pendant environ 1h. J'ai terminé aux urgences une fois après un gros repas, car la digestion avait fait monter mon cœur assez haut. Les médecins avaient constaté la tachycardie sans autre signes de gravité. Je me disais que ces sensations allaient passer mais, au contraire, ça s'est accentué. C'est mon cardiologue qui m'a confirmé le diagnostic, mais j'avais fait plusieurs recherches sur internet qui m'amenaient à chaque fois vers des articles concernant le POTS. Donc je me doutais un peu de la réponse du spécialiste.

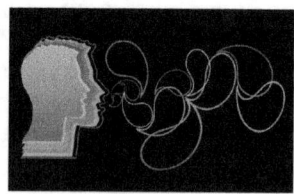

Et nos proches ?
Comment l'ont-ils vécu ?

Patrick

En un mot, ignorance et œillère. Ils m'ont proposé de l'huile de foie de morue pour mes problèmes de santé.

Nathalie

Beaucoup de questions sans réponse, beaucoup de stress face à ces questions, une vie à réorganiser en famille et remercier ceux qui nous entourent si bien. J'ai la chance d'avoir un mari en or qui a su prendre les choses en main et diriger la maison quand je n'en étais pas capable.

Emy

Incompréhension.. J'entendais, ça va passer c'est parceque tu ne manges plus ou alors "tu devrais être rassurée, tes analyses sont normales"

Gerry

L'ignorance, le déni, l'incompréhension. Pour mes proches, tout était dans ma tête. Personne me croyait. Pour eux, j'étais angoissée... Seulement angoissée. Il n'arrivait pas à comprendre qu'aucune personne ne peut angoisser d'être juste debout.

Agnès

Ignorance total des médecins mais j ai la chance d avoir une famille compréhensive qui a toujours cru à mes symptômes . Il faut tout réorganiser car même les tâches du quotidien deviennent difficile donc faut se faire aider presque en permanence

Delphine

Ma famille et mon conjoint ont voulu m'interner!Hormi ce "détail", solitude plus que jamais pour moi, pleurs et desepoirs de me sentir emprisonnée dans ce corps qui m'abandonnait et que je ne reconnaissais plus.Quand le diagnostic a enfin été posé, après deux ans d'errance et de souffrance, l'attitude de mes proches a radicalement changé..pour un temps, puis l'habitude a repris son cours et à présent je le gère toujours toute seule.Je prends sur moi.

Sandrine

pour mon cas j'ai un entourage admirable mais je vois les pauvres qu'ils se fatiguent car je n'arrive même plus a passer l'aspirateur sans avoir le pouls qui monte. depuis 11 mois mon mari mes enfants font énormément avant je leur demandais rien je faisais tout.

Mira

avant le diagnostique, c'est la peur qui domine. On est m^me allé jusqu'à l'autre bout de la France pour consulter un medecin. Mon mari et mes enfants ne comprenaient pas les jours avec et les jours sans aux urgences. La peur bien sur ne ne plus etre là. pour les voir grandir. Ma famille proche pensait que j'étais dépressive. Les gens qui m'ont le plus aidé ont été mes voisins dont une voisine atteinte de sclérose en plaque qui se fatiguait à faire à manger à mes enfants lors de mes séjours à l'hôpital. Cette dame là nous a donné le courage et l'espoir. Ensuite lors du diagnostique mes enfants ont appris à m'aider là ou je ne pouvais pas le faire et mon mari a appris a accepter.Et moi a progresser.

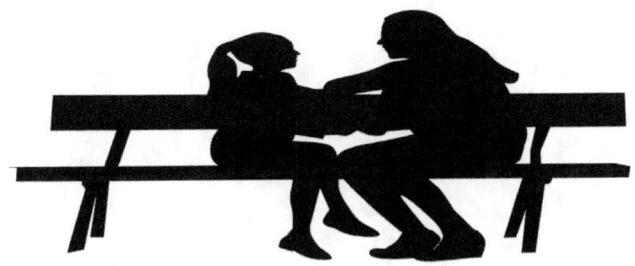

Aude

L'horreur, peur de mourir... 18 mois passés presque constamment alitée. Aucune prise en considération par les médecins, évidemment après quelques examens dits normaux j'ai eu droit aux antidépresseurs. Une grande solitude, incompréhension des autres, je me suis résignée, j'ai arrêtée de chercher la cause de mes symptômes et j'ai vécu en faisant semblant que tout va bien la plupart du temps même si tout au quotidien me demande une énergie terrible... 2 de mes relations amoureuses n'y ont pas survécu. Aujourd'hui c'est toujours l'incompréhension et le déni de mes proches... J'avance donc comme je peux sans trop parler de ce que je ressens avec de bons jours et d'autres moins bons!

Christelle

Ils ont été compréhensifs et inquiets de voir que je ne pouvais presque plus rien faire. Mon conjoint m'a beaucoup aidé, m'a soutenu aussi bien physiquement que moralement.

Bien-sûr Ils sont plus à l'écoute quand je suis dans des périodes de rechute. Mon conjoint est maintenant habitué au syndrome et fait attention à mon état lorsque je dois marcher ou rester debout longtemps.

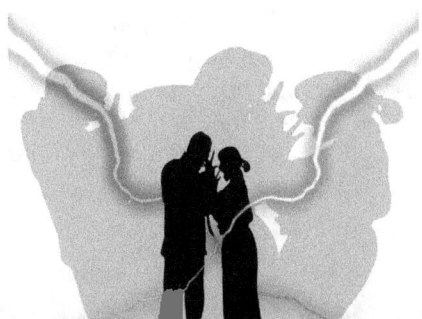

La chose que vous regrettez de ne plus pouvoir faire depuis le syndrome.

La chose que vous avez appris à aimer faire depuis le syndrome.

Justine

Mon métier ... ma passion de pompier et le sport intense ?
La Chose que j ai apprit : positiver et savoure des beau moments

Adeline

Ne plus pouvoir conduire (Max 1km) et marcher (qq mètres avec des béquilles).

Natasha

Ne plus pouvoir vivre comme avant. Être active comme avant . Et les Bon côté : voir la vie du bon côté,dédramatiser et profiter plus des jolies aspect de la vie

Delphine

Le plus dur pour moi est de ne plus jamais pouvoir "oublier son corps" et être vraiment dans le présent. Chaque jour, chaque heure est un effort de prise sur soi, pour continuer à vivre "comme avant" alors que mon corps se fait sentir et que mes malaises me coupent intérieurement de tout ce qui m'entoure. Ce que ça m'a apporté, une très grande fierté d'etre capable d'endurer tout ça et de continuer à espérer le retour de ma vie d'avant.

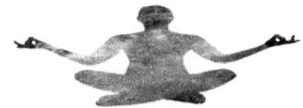

Delphine

J'ai des périodes de répis dans le sens que j'arrive entre les crises à sortir de chez moi, à retravailler et avoir une vie "normale" si ce n'est que les malaises dans mon cas sont présents tous les jours de l'année, toute la journée et que je n'ai jamais pu passer une journée en me sentant bien comme avant ma grossesse depuis cet accouchement.Mon corps n'est plus le meme et il m'est impossible de ne pas le ressentir au quotidien.Ca use avec le temps, ca nous change car vivre avec des symptomes aussi desagreables et inquiétant nous rend plus réactive, plus vite enervée, plus triste et plus centrées sur nous je pense.En tous cas c'est ce qui me rend le plus triste, ne pas reussir à vivre pleinement les moments avec ma puce car mes vertiges et malaises me rappellent tout le temps à l'ordre...

Choupette

Ne plus faire mon métier ,ne plus avoir l énergie d avant ,le coté positif bien que je n en aurais pas douté mais les actes en sont la preuve ; le soutien énorme de mes enfants mari ma famille et amis me conforte dans ce que je pensais d eux .

Sandrine

Depuis ce syndrome j'ai perdu tout ce que j'aimais faire, mes ouvrages, activités, cuisine etc.. la seule chose positive que je vois et que mon entourage est admirable, patient et compréhensif

Agnès

Ne plus pouvoir faire les choses simple comme avant, un réstau un ciné , etc avoir une vie sociale comme tout le monde et avoir des activités .... Conduire travailler enfin la liste est longue car le syndrome m empêche presque de tous faire. Quand au chose positive le syndrome ne m en à pas apporter dsl

Mira

Il faut énormément de recul pour trouver des choses positives, mais ça va venir un jour.

Nathalie

Ce que je ne sais plus faire ce sont les longues ballades avec mes filles, aller au parc d'attraction avec elles, faire du shopping (c'est futile mais ça me manque), j'ai du abandonner une partie de mon travail.
Le positif : le soutien de mes proches, de mes collègues, j'ai repris la lecture intensivement

Emilie

Je regrette de ne plus pouvoir me réveiller en forme, ne plus savoir ce que c'est que d'avoir de l'énergie et d'être dans un corps normal pour pouvoir apprécier la vie.
Je regrette de ne plus croire que la médecine est au dessus de tout.
Le pots ne m'a rien apporté de positif. Que du malheur.

Aude

Le négatif : devoir prendre sur soi pour faire des choses qui sont banales pour les autres, être toujours fatiguée, ne plus pouvoir ne pas se poser de question avant d'entreprendre quoi que soit, être devenue hypocondriaque...

Côté positif: se dire qu'il y a toujours pire, que je suis vivante et apprécier les moments simples où tout va bien!

Caroline

Etant donné que j'ai maintenant cette chance de connaître des périodes de répit (en touchant du bois), mes réponses en seront influencées. Le regret de vivre avec cette santé qui fait yoyo avec fréquence et intensité différentes et qui perturbe terriblement mon quotidien et celui de mes proches. Une appréhension que ça revienne (quand je dois planifier qqchose et incomprise par les autres). Cet épuisement physique et moral, ce mal-être/malaise qui nous bouffe et contre lequel on peut se battre un moment mais qui après prend le dessus sur nous (faute d'épuisement sur tous les plans). Au niveau soutien: mes parents sont les +présents. Niveau couple, ce syndrome nous a terriblement séparés alors que le +beau cadeau de notre vie est arrivé: notre bébé! Et je pense que le fait de faire yoyo, on paraît moins 'crédible': 'la fainéante' pour résumé. Aujourd'hui, je suis en arrêt maladie car depuis lundi, les symptômes sont réapparus, donc c'est avec bcp d'émotion que je vous écris: j'ai peur de perdre mon boulot (que doivent penser mes nouveaux jeunes collègues), peur des disputes dans le couple, peur que mon loulou ressente ma détresse (et je pense qu'il la ressent déjà, il a 4 ans et demi), je me sens incomprise et je suis paumée. Toujours pas d'acceptation de mon côté et un gros sentiment de culpabilité. La dépression qui en a découlé (après l'accouchement) est aussi une horreur et il y a des restes je pense... Le côté positif: qd je vais mieux, je revis, me sens +forte et je profite à du 200% (comme jamais auparavant et avec cette chance d'être maman) et puis parfois une question me vient à l'esprit: Caro jusqu'à quand et là ça perturbe le moment présent ! Je sais que je suis capable de bcp qd je vais bien comme vous tous d'ailleurs (je suis même un p'tit clown lol) mais je ne sais pas si je peux dire que je suis une battante (ou ça dépend des périodes). Cette fois-ci, pas du tout: je suis épuisée, je me renferme et j'ai peur de tout. Je rumine trop/broie du noir: comment s'engager auprès d'un employeur avec ce foutu syndrome (au lieu de me dire, tu vas plus rechuter pdt plusieurs mois, ben nan ça c'est pas moi de penser comme ça grrrr!!!) C'est comme une sorte de bipolarité au final avec ces répits et ces rechutes: une fille pleine d'énergie, de projets, et hyper sociable qui a réussi à décrocher un job en janvier avec plusieurs candidats en lice! Et puis une fille pas bien au lever, essoufflée, énervée, épuisée, déprimée, sans trop d'appétit. mais que c'est compliqué la vie!!! Mais j'ai la chance de pouvoir encore faire des choses quand je vais

bien: je suis d'ailleurs honteuse de me plaindre par rapport à certains d'entre vous. Mais ce qui est compliqué c'est d'avoir tout réorganisé pour avoir une vie 'normale' alors que parfois ça merde et là, on est dans la merde (boulot, conduire le loulou à l'école, faire les courses,...) et les gens vous regardent de travers et limite vous forcent à le faire car ça leur paraît si simple (ben moi aussi la veille ça l'était!!!). Et Caro et son AD et ses anxios: un autre sujet! Allé Caro ne sombre pas (je suis en larmes): ton loulou a besoin de toi. Maintenant je remarque que les 2 dernières rechutes tombent pil poil avec mes menstruations: avec la grossesse, il y a du avoir un sacré boulevesrement hormonal chez moi, cause du POTS??? Désolée pour mon roman...

Sandy

Je regrette de ne plus pouvoir avoir une activité professionnelle qui me plaisait

Sandy

Avec le temps j'ai appris à mieux prendre soin de moi et sans compter sur les autres

Mira

Je regrette mon boulot ou n'importe quel boulot d'ailleurs ! De ne plus pouvoir pratiquer la boxe, danser toute la nuit, partir en rando. Mais à force d'immobilité je me suis mise à la couture. Bon il me faut encore quelques années d'immobilité pour etre au top. Mais ça fait du bien de "faire".

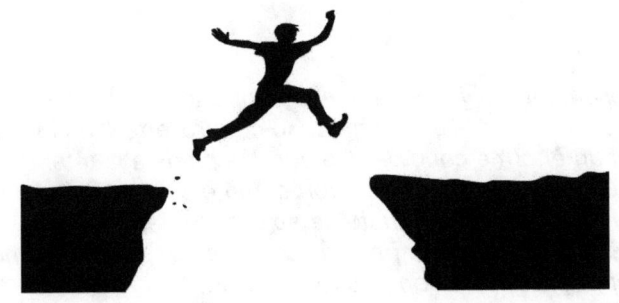

Qu'est ce que vous ne supportez pas physiquement et moralement avec ce syndrome au quotidien ?

Agnès

*la fatigue .... une course en trottinette avec ma fille devient vite un parcours du combattant ^^*

Géraldine

*Personnellement moi je dirais que je supporte mal les extrasystoles... Cette sensation que le coeur s'arrête un instant et qui envoit un énorme coup de chaleur des pieds à la tête...
Les essoufflement au moindre effort comme si on venait de courir un marathon alors qu'on vient juste de se brosser les dents...
Moralement je ne supporte pas ce yoyo... Ne pas savoir comment sera le lendemain... Ne rien pouvoir prévoir...*

Delphine

Physiquement: sentir ma tête dans le coton.Mentalement: vivre dans la peur continue d'un malaise.

Patrick

Les battements interminables qui finissent par être très très très douloureux. Moralement c'est la stupidité des êtres humains.

Natasha

La fatigue. Mais avant c'était les malaises

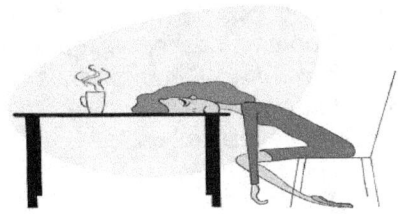

Carole

Sentir le coeur cogner contre les côtes les pointes dans la poitrine me demander sans cesse pensant la crise si je vais faire un infar ce jour là où non
Devoir rester couchée ne pas savoir m'occuper de mes petits enfants la peur de faire un malaise si je suis seule avec eux

Karine

Je ne supporte pas de ne plus être celle que j étais; de prévoir des choses et devoir annuler à la dernière minute, d avoir envie de faire plein de choses et de ne pas pouvoir en faire la moitié, d avoir envie d aimer et être aimé en retour mais ne pas vouloir infliger cette vie à l être aimé... de voir ma fille de 16 ans devoir parfois gérer des choses qu' elle ne devrait pas avoir à faire mm si elle le fait de bon coeur et volontairement, ne plus pouvoir prendre ma moto chaque fois que j en ai envie. J ai parfois l impression de survivre et non pas de vivre ... et ce que je ne supporte plus par dessus tout c est ce brouillard dans ma tête, ma mémoire qui est de pire en pire... cette sensation de raideur le matin dans ma nuque, la tête et la compression du thorax avec mon coeur qui fait des trucs bizarre ... je gère plus facilement la douleur sauf grosse crise .... je garde

malgré l envie de me surpasser pour que ma fille puisse vivre de bons moments. Je deviens malgré moi intolérante aux petits bobos dont les gens en font tt une histoire. J aimerais que les personnes qui ont la santé profite de vivre pleinement ce qui n est pas le cas malheureusement je voudrais pouvoir leur faire comprendre la chance qu' ils ont! Tt comme ces jeunes qui se détruisent avec alcool et drogue.... je voudrais leur crier mais m.... prenais soin de votre corps!!!! Avant que votre corps ne se rebelle et s occupe de votre cas. La vie est belle profitez en !

Adeline

De ne pas pouvoir rester debout très longtemps...

Choupette

la fatigue et surtout les vertiges

Sandy

À l'époque je devais rester alité je ne supportais plus rien du tout d'être d'être dans mon lit tout le temps et ne plus pouvoir rien faire et de pas être comprise aujourd'hui je suis on peut dire stable avec bien sûre avec des symptômes du pote il faut arriver à gérer le quotidien sans se poser trop de questions si le lendemain on pourra assumer la journée s'occuper du quotidien de ses enfantsc'est dur des fois de toujours garder le moral bon pour soi ou les autres

Agnès

La fatigue les malaise les baisse de tension les vertiges ne pas pouvoir rester debout longtemps et etre limite allitée et j en passe, et le plus dure est de ne pas pouvoir vivre comme tous les monde et faire des choses comme avant , sortie, travail, réstau ciné etc , la stupidité des gens qui ne comprennent pas le syndrome et l errance médicale même après un diagnostic

Mira

physiquement la chaleur. Moralement cette p.....de fatigue qui peut durer plusieurs jours et me clouer au lit si mes efforts ont été intenses. Enfin "intenses" est relatif...

Christelle

Tout ce qui nécessite d'être debout, c'est à dire presque tout ! Juste le fait de me brosser les dents me demandait un effort équivalent à un tour de stade. Finalement les choses que l'ont fait automatiquement chaque jour me demandaient efforts et concentration. Je devais choisir entre prendre ma douche et me préparer à manger... Je ne pouvais pas sortir me promener, aller faire des courses, sortir avec des amis... Je me retrouvais clouée chez moi.

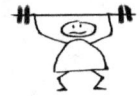

Avez vous été diagnostiqué officiellement ou vous êtes vous autodiagnostique face à la méconnaissance du corps médical ?

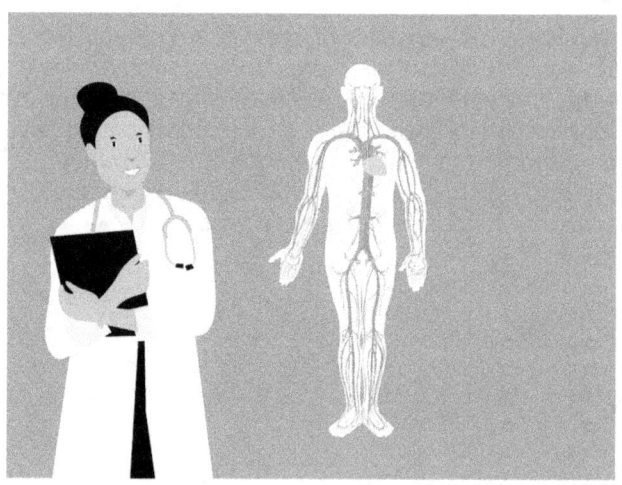

Patrick

Grâce à une Amye, elle même touché par les mêmes symptômes.

Nathalie

Diagnostique officiel par un tilt test

Caec

Auto diagnostic...Pour le cardiologue c'est du surmenage et trop angoissée... Et mon doc que j'adore me dit que c'est physiologique chez tout le monde la montée des battements quand on se lève. Et ayant le syndrome de la blouse blanche j'ai toujours une tension de

rêve voire limite 13/8,Du coup je n'essaye même pas d'argumenter, Et vu X cardiologues et docs...avec pour diagnostic "spasmophile"

Carole

Une cardiologue que j'ai vu en passant par les urgences et qu j'ai revu en consultation par la suite à parle du syndrome mais j'en ai appris beaucoup plus ici sur le groupe (NDLR : Groupe facebook)

Agnes

je l 'ai su lors de mon exploration sna et tilt test en 2015

Natasha

Par un neurologue qu'on m'a conseillé sur le groupe (NDLR : Groupe facebook)

Justine

Officiellement par cardio suite au tilt test

Karine

J ai eu la chance d avoir un super toubib j ai été diagnostiquée par tilt test très rapidement suite à une hospitalisation en urgence. Le POTS a été évoqué et mon médecin c est renseigné de suite et à trouvé la personne pouvant me diagnostiquer sur Angers. Et voilà!

Et ensuite il a cherche lui mm ce qui pouvait améliorer mon état au mieux.

Mirka

Table basculante positive. J'ai passé de 72 couchée à 146 debout et j'étais sous fludrocortosone. Ta (tension artérielle) a légèrement montée, donc il a conclu au syndrome de cette façon.

Choupette

Diagnostiquée officiellement pour moi. par un professeur en cardiologie par exploration du systeme nerveux autonome.

Adeline

Diagnostiquée par un neurologue

Agnès

Non, je n'ai pas été diagnostiquée mais comme on le sait, les diagnostics les plus justes sont souvent fait après autopsie, jvais pas attendre jusque là hihi (bon, ok, c'est compliqué de dire si le coeur déconne quand il ne bat plus quand même ^^)

Céline

Diagnostiquée officiellement, mais c'est moi qui avait trouvé le diagnostique avant les médecins et qui ai demandé la prescription du tilt test

Agnès

Les 2 en fait. J ai fait des recherche moi même sur le net et au bout de plusieurs années diagnostic officiel,par pr senard avec exploration sna et tilt test

Sandy

Officiellement après des examens spécifiques à l'hôpital Rangueuil par le professeur Senard jean Michel au bout de trois ans d errance médicale

Mira

diagnostiquée par mon cardio suite à un tilt test. En 2010.

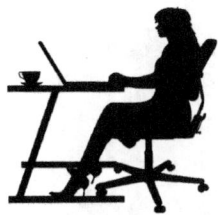

Quelles sont vos astuces de votre vie de tous les jours pour atténuer le syndrome dans les gestes de la vie quotidienne ?

Lilie

Moi personnellement je ne prends plus de risque,pas sortie seule j évite les milieux chauds avec du monde, les parc d attractions, les concerts, les files d attentes...

Agnès

Il n y en a pas des masses... Mais j évite la station debout prolonger et pas en faire trop non plus, après tabouret de douche , chaise à roulette dans la cuisine etc

Tholani

Quand je tachycharde je bois de leau très glacée ,j'évite de sortir les jours très chauds et surtout je m'assure d'avoir assez d'heures de sommeil parce que si je dors pas assez ça empire le syndrome

Lilie

Et bas de contention sa aide

Lilie

Dans la douche j ai un siège de douche pour me lavé et me rasé Pour les courses j ivais tjs avec mon homme et en semaine jamais le week-end

Nathalie

Pour les courses, on fait une commande sur le net et on va chercher.
Conduire les enfants le matin c'est mon chéri,'moi j'y vais le soir si je suis bien.
Je fais tout au ralenti et je m'octroie des pauses très régulières pour me reposer
Je ne sors plus seule si je dois faire une course, et depuis 1 an plus de visites de musée ni'parc d'attraction alors que j'adore ça

Emilie

Je ne sais réellement que faire pour atténuer le syndrome à part m'assoire ou m'allonger lorsque la tachycardie est trop forte.
Sinon garder en tête de continuer à faire les choses normales de la vie pour ne pas se déconditionner.

Karine

Presque plus de douche mais des bains tièdes. J utilise bcp les tens je suis la femme bioïonique comme je dis qd je me branche ou comme me le dit ma fille lol. Je fais également des petites séances d auto hypnose mm assise qd je sens que ça ne va pas (je travaille à mi tps je suis prof des écoles) j essaye de marcher : promenade du chien. Et je ne fais que des petits trajets en voiture seule, sinon c une amie qui m emmène.

Caec

Pour ma part c'est se reconditionner progressivement un peu tout les jours pour aller mieux, c'est hygiène de vie irréprochable (bien dormir, améliorer ses conditions de vie pour aller mieux (déménagement en maison au calme plutôt que mon ancien appart bruyant et qui sur chauffait des les premiers rayons de soleil. Utiliser les poches de glace yocool pour abaisser sa température corporelle (et donc améliorer le sommeil) et pour mieux supporter les chaleurs, apprendre à mon corps à retranspirer... ça a été un grand coup de pouce (et par exemple en ce moment je les réutilise pour améliorer mon sommeil)

Mira

j'ai une pince pour ramasser les objets ou remplir la machines avec les petites pièces de linge.

Sandy

Dans les astuces du quotidien je pars toujours quelque part avec mon tabouret trépied dans ma salle de bain j'ai un tabouret le matelas de mon lit est sur élevé je cuisine à proximité de la table et chaise
Les contentions
Je prends le temps de me reposer j organise ma journée
Je me suis remise à une activité physique
Boire , sel , pas gluten.
Piscine été

Rafraîchisseut d air éventail
Mini ventilateur sac
Toujours sur moi traitement et post it dans mes papier sur maladie
ça me rassure
Après je fais Beaucoup de dérision car le moral est important
Amis et famille
Activité photo c est une passion et l amour de mes enfants m aident
Beaucoup aussi

Christelle

Mon bêta bloquant ! Et la reprise progressive de la marche.
Maintenant que je suis sous traitement je n'ai pas vraiment besoin
d'astuces, je revis (presque) normalement.

LES PERLES DES PROFESSIONNELS DE SANTE QUE L'ON A PU RENCONTRER

Carole

Vous êtes stressée. Pourquoi prenez vous vos pulsations ?

Mira

demain vous refaites de la boxe....j'attends toujours demain

Ingrid

Votre angoisse est tellement profonde et inconsciente que vous vous créez toute seule des problèmes neurologiques, par exemple un patient s'est créé un AVC une fois alors que tout ses bilans biologiques, scanner etc étaient normaux voire bon, c'est sûrement votre cas », *« j'ai des problèmes psychiatriques quoi? A ce stade je vais aller en HP »*, *« faut pas le prendre comme ça, maintenant ça se soigne très bien par l'hypnose »*

Agnès

Que je somatiser forcément car j exacerbe mes symptômes, que c nerveux ou dans ma tête et qu on vit très bien avec une hypotension orthostatique

Sandrine

alors les paroles que j'ai eu de mon médecin traitant, et je suis sérieuse c'est pas une blague....... madame on vous a jetté un sort, madame si vous vous en sortez vous pourrez aller a Lourdes bruler un cierge....... les autres médecins mais c'est quoi la tackycardie ortostatique?...les cardiologues, un m'a dit que je buvais trop de café des litres pour avoir un pouls aussi élevé, un autre vous êtes beaucoup trop stressé prennez des anxiolitiques

Valérie

Un psy payé très cher par la Régie des Rentes (suite à une demande d'invalidité de ma part) me cuisine pendant 4 heures avec toutes sortes de tests écrits. Je suis épuisée de faiblesse orthostatique sur une petite chaise de bois... Il finit par me dire que mes maux sont de source psychosomatiques. Je dis "quoi??" Il ferme ses notes sèchement et me fixe directement et froidement dans les yeux et répond: "TOTALEMENT". (C'est la manière dont il le dit, le pire, comme s'il se prenait pour Dieu Tout Puissant). J'y vois que ce gars est totalement soudoyé et semble prendre même un malin plaisir à me regarder souffrir. Ça fait plusieurs années de ça et quand j'y repense ça me fait encore super mal dans mon coeur d'avoir été traitée comme ça

Valérie

À l'époque mes symptômes étaient pires car je ne prenais pas encore le florinef. Je faisais des sycopes régulièrement, c'était devenu super dangereux de prendre le volant. Un médecin que j'ai consulté a vu mes mains trembler.Et pour ça il m'a dit "je ne peux rien faire d'autre que vous référer au service psychiatrique". Le salopard! Mes mains tremblaient par faiblesses dûes à l'effort de mon déplacement là-bas, pas par anxiété!

Agnès

"Essayez de respirer ... vous verrez ça ira mieux .." euh oui, je n'y avais pas pensé moi qui suis en apnée depuis tjrs ..c'est donc de là que vient mon teint bleuté

Fanfan

à moi et à mon fils " elle est bizzarre votre famille vous avez des trucs étranges "

Danièlle

"Madame, vous n`êtes pas normale dans vos réactions, personne ne fait ces gestes là. Vous faites par exprès....levez-vous tout de suite, vous êtes capable, ça se passe dans votre tête". Je vous envoie voir un psychiatre. Je ne sais pas quoi faire avec toi...C'est toi qui fait baisser ta tension......Tension 79/52........oufffff

Sandra

"Désolé je ne peux rien faire pour vous" un autre : "vous avez pensez au anti-depresseur ?" Un autre : "vous êtes intolérants aux ondes électromagnétiques" un autre : "vous savez il ne faut pas trop se regarder le nombril...il y a pire que vous" ! ...etc...ect....

Sandra

une neurologue qui m'avait sortie : " est-ce que vous avez des relations sexuelles avec votre mari ? Parce-que c'est important pour le moral ! .....alors là ça m'a achevée... Ah la bêtise humaine !?

Agnes

vous etes trop jeune pour etre malade!

Parlons pulsations cardiaques...

Le fameux "Boum Boum" du coeur !

Nos minimum et nos maximum
pour que vous compreniez la différence

Christelle

Tout dépend de ce que je fais, au repos je suis autour de 60 couchée et 65 assise. La position debout sans traitement me fait monter à 110 rapidement, sous traitement je suis autour de 80. À l'effort sans traitement je monte à 180 et avec traitement je suis autour de 120/130. Quand mon coeur est trop rapide alors que je ne fais aucun effort, je sens d'abord des sueurs froides, je transpire, puis j'ai le souffle court et j'ai l'impression d'être en train de courir. Moralement l'angoisse monte, surtout si je suis dans un lieu ne me permettant pas de m'assoi

Samia

Minimum 80 maximum 145 debout. En général j arrive pas trop à parler ni à manger j'ai des bouffes de chaleur et j'ai comme une tension dans la tete c est assez difficile à décrire

Agnès

sans traitement c est 166 Max et en moyenne 90 Min Ce sont mes pulsations au repos mais debout pas apres un effort. Et coucher je suis dans la norme.

Myriam

Minimum 90 max je suis montée dans les 210.

Gerry

64 au repos et je peux monter jusqu'à 160 quand je monte 2 étages.

21 personnes décrivent ce que c'est de vivre avec le POTS

1. "C'est comme si ton corps était en crise tout le temps, mais tout le monde te dit qu'il n'y a aucun vrai danger. Tu ne sais jamais quand des nouveaux symptômes vont apparaître ou quand les anciens vont t'attaquer tellement violemment que tu vas finir à l'hôpital pendant des semaines. Tu te sens seul et tu passes ton temps à te défendre et à plaider ta cause parce que même chez les professionnels de la santé, une grande partie des gens ne sait pas comment traiter ce syndrome."

2. "C'est comme descendre d'un manège en ayant la pire gueule de bois de ta vie le jour le plus chaud de l'été, sauf qu'il n'y a pas assez d'eau dans le monde entier pour soigner cette gueule de bois."

3. "C'est comme avoir la grippe en permanence. Ton corps est cassé, mais tu es la même personne qui veut continuer de faire tout ce qu'elle faisait mais tu ne peux pas."

4. "Mon thermomètre interne est cassé. Monte sur un grand-huit, ferme les yeux. C'est ça la vie avec une dysautonomie : tu sais jamais si tu avances droit ou si tu vas ramasser dans les virages."

5. "Traverser un magasin ou un parking donne l'impression de gravir une montagne en plein désert. Souffle court, tachycardie, variations extrêmes de la pression, épuisement, transpiration ou frissons, vertiges voire syncope. La prochaine fois que tu vois quelqu'un qui te paraît en bonne santé se parquer sur la place handicapé ou sur une chaise roulante, réfléchis-y à deux fois avant de juger."

6. "C'est des douleurs corporelles extrêmes, de la confusion, avoir froid puis chaud, être une poupée de chiffon avec parfois des moments de répits. J'ai peur de sortir seule de peur de ne pas pouvoir rentrer. C'est devoir annuler des rendez-vous et des invitations. C'est juste : ne pas savoir !"

7. "Essaie de tourner sur toi-même deux minutes puis de marcher en ligne droite en récitant du Shakespeare."

8. "C'est comme être en train de vivre l'instant puis être subitement emporté par une vague, battu, essoufflé et ton corps est effrayé. Alors que tu es juste en train de marcher du magasin à ta voiture comme tout le monde."

9. "C'est comme si un enfant de 3 ans shooté au sucre était au contrôle de mon corps. Il a aucune idée de comment contrôler la température (j'ai chaud quand il fait froid et froid quand il fait chaud), la transpiration (je transpire comme une vache mais mon corps est glacé), la gravité, la vision, la perception de la profondeur (des murs sortent de nulle part), le rythme cardiaque, la pression, les sens (j'ai des sens supersoniques de super-héros mais je mets de siècles à comprendre ce que les gens sont en train de me dire) ... Mais parfois, le petit enfant fait une sieste et je peux reprendre le contrôle et c'est fabuleux. Mais c'est juste un instant, c'est juste un aperçu de ce que c'est d'être aux commandes."

10. "C'est comme si le trottoir était un tapis de course et que tu courais et te mettais à transpirer. Ton cœur bat la chamade, t'as la tête qui tourne, mais tu n'as pas bougé d'un centimètre. Quelqu'un marche à côté et te voit galérer, et lève les yeux au ciel parce que tu n'as pas encore bougé, comment tu pourrais être aussi fatigué que tu le prétends ?"

11. "Tu sais quand tu montes ou descends d'un tapis roulant et que tu as cette sensation fugace de 'woops' pendant laquelle le monde tourne et que ton cœur accélère et que t'as l'impression que tu vas tomber ? C'est ma vie, 24h/24, 7j/7."

12. "C'est comme regarder un film d'action ou un thriller et qu'il s'interrompe brutalement alors que t'es encore pris dans l'action : cœur rapide, estomac qui se retourne, transpiration, puis l'inverse."

13. "Avoir le POTS c'est passer d'une vie active d'une personne de 20 ans à une personne qui a du mal à prendre une douche le matin. Tout ce que tu avais l'habitude de faire sans penser à la dépense d'énergie devient subitement quelque chose que tu pourrais ne pas pouvoir faire."

14. "Chaque fois que je me penche et que je me redresse, c'est comme si je marchais à travers un tunnel tournant dans un parc d'attraction."

15. "Imagine ne pas manger pendant une semaine puis tourner sur toi-même deux minutes puis te coucher et te relever rapidement, le tout en ayant de la fièvre qui te fait transpirer. C'est comme ça mais tout le temps. Certains jours sont meilleurs que d'autres, mais ça ne disparait jamais totalement. On peut juste faire de notre mieux pour gérer nos symptômes."

16. "Tu sais quand tu te lèves trop vite et que tu as la tête qui tourne un instant ? Le POTS c'est comme ça mais avec de la nausée et parfois des syncopes et ça arrive chaque fois que tu bouges. C'est effrayant de savoir que te lever pourrait te faire t'évanouir et que tu n'as aucun contrôle sur où et quand ça pourrait se produire."

17. "C'est comme être poursuivi par un agresseur avec une batte de baseball. Tu sais qu'il est là et qu'il peut te fracasser l'arrière de la tête à tout moment mais tu sais jamais où et quand. Tu penses toujours que tu es préparé parce que tu sais qu'il est là, mais à chaque fois ça te prend par surprise. Chaque fois c'est comme si c'était la première fois que ça t'arrivait. Alors tu arrives jamais à t'habituer."

18. "C'est comme le manège avec les tasses tournantes à Disneyland mais sans le côté amusant."

19. "C'est comme revenir sur Terre après 700 ans sans dormir dans la station spatiale internationale et que dès que tu mets le pied hors de ta navette tu es censé te comporter comme un adulte normal tout en courant un marathon en montée en te battant contre un chef de guerre, sauf qu'il n'y a personne pour te préparer une fête pour ton retour, pas de ligne d'arrivée, pas de médaille et pas un seul visage familier pour t'encourager, parce que tu es invisible."

20. "C'est déroutant. Complètement, totalement déroutant. Tu as l'impression de ne plus rien savoir au sujet de ton corps. Tout est en désordre, désynchronisé, ou complétement cassé."

21."Ça change complétement la vie. C'est pas juste un étourdissement. C'est être au chômage, ne pas pouvoir aller en cours, ne pas pouvoir conduire. Mais la communauté est forte et se soutient ! J'ai perdu ma santé, mon travail et mon éducation mais j'ai gagné des amitiés et une sagesse qui n'est pas de mon âge."

Remerciements

Je remercie les potsien(ne)s qui ont bien voulu témoigner pour permettre de vous faire comprendre notre quotidien avec le syndrome.

Je remercie ma fille qui me fait tenir debour chaque jour avec son simple sourire et son amour.

Je remercie Naïma qui m'a beaucoup aidé à comprendre et gérer ce syndrome.

Je remercie Laetitia pour ses illustrations. Une artiste talentueuse.

Je remercie le seul cardiologue qui m'a pris au sérieux.

Et je vous remercie VOUS qui avez pris le temps de lire ce livre pour mieux nous comprendre.

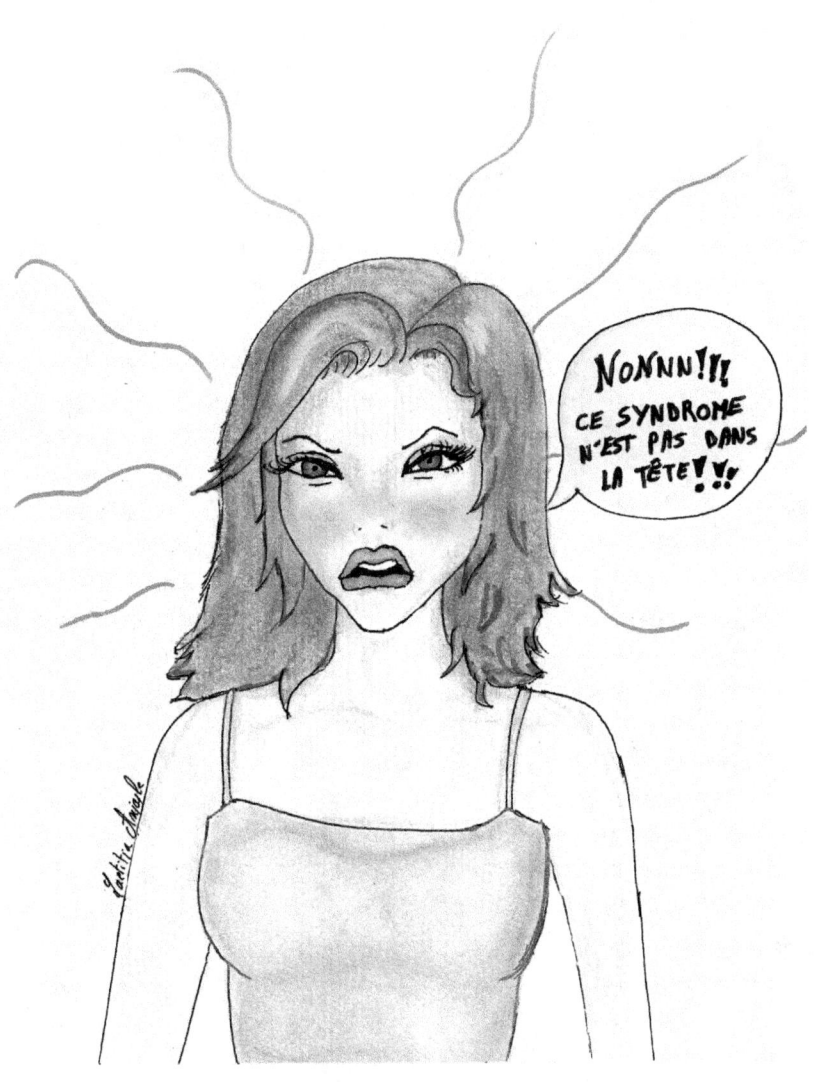